Vaibhav K Patil
Chetan J Chaudhari
Vishal S Bagul

Método de desenvolvimento e validação de uma formulação comercializada à base de plantas medicinais

Vaibhav K Patil
Chetan J Chaudhari
Vishal S Bagul

Método de desenvolvimento e validação de uma formulação comercializada à base de plantas medicinais

Imprint

Any brand names and product names mentioned in this book are subject to trademark, brand or patent protection and are trademarks or registered trademarks of their respective holders. The use of brand names, product names, common names, trade names, product descriptions etc. even without a particular marking in this work is in no way to be construed to mean that such names may be regarded as unrestricted in respect of trademark and brand protection legislation and could thus be used by anyone.

Cover image: www.ingimage.com

This book is a translation from the original published under ISBN 978-620-8-22371-7.

Publisher:
Sciencia Scripts
is a trademark of
Dodo Books Indian Ocean Ltd. and OmniScriptum S.R.L publishing group

120 High Road, East Finchley, London, N2 9ED, United Kingdom
Str. Armeneasca 28/1, office 1, Chisinau MD-2012, Republic of Moldova, Europe
Printed at: see last page
ISBN: 978-620-8-31839-0

Conteúdo

RESUMO

A investigação centra-se no desenvolvimento e validação de dois métodos cromatográficos Os principais ingredientes bioactivos da *Bacopa monnieri* são amplamente utilizados em tónicos para os nervos devido às suas qualidades neuroprotectoras. Para que a formulação seja segura, eficaz e de alta qualidade, estes produtos químicos devem ser quantificados com exatidão. Utilizando uma solução de solvente adequada, a técnica HPTLC foi estabelecida e as caraterísticas, incluindo a linearidade, a precisão, a exatidão, a robustez e a especificidade, foram confirmadas. A separação cromatográfica foi efectuada em placas de sílica gel 60 F254 e os bacósidos foram detectados por análise densitométrica no comprimento de onda adequado. Para separar eficazmente os bacósidos, a técnica RP-UHPLC optimizou a composição da fase móvel, o caudal e o comprimento de onda de deteção. A linearidade, a precisão, a exatidão, o limite de deteção (LOD), o limite de quantificação (LOQ), a exatidão e a adequação do sistema do método foram todos avaliados como parte da sua validação. A técnica demonstrou uma excelente sensibilidade e precisão na identificação e medição dos bacósidos presentes na intrincada matriz tónica nervosa. O exame de formulações comerciais de tónicos nervosos foi realizado com sucesso utilizando ambas as abordagens, garantindo resultados precisos, consistentes e fiáveis. O procedimento de validação provou que estas técnicas são adequadas para a garantia de qualidade regular e a normalização de formulações à base de plantas contendo bacósidos. A investigação sublinha a importância crucial da utilização de procedimentos cromatográficos fiáveis e estabelecidos para garantir a qualidade terapêutica e a consistência dos tónicos para os nervos.

RECONHECIMENTO

Gostaria de expressar a minha mais profunda gratidão a todos os que contribuíram para a criação deste livro. Antes de mais, agradeço à minha família pelo seu apoio e encorajamento inabaláveis. O vosso amor tem sido a minha maior inspiração. Aos meus amigos e colegas, obrigado pelos vossos comentários perspicazes e por acreditarem na minha visão. Um agradecimento especial ao Sr. Vishal Bagul, cuja experiência e orientação foram inestimáveis durante todo este processo.

Estou igualmente grato aos autores e investigadores cujos trabalhos me deram a conhecer e estimularam a minha criatividade. As vossas contribuições para o campo tornaram esta viagem possível.

Por último, quero agradecer aos meus leitores. O vosso interesse e empenho são o que torna este trabalho significativo. Espero que este livro tenha repercussões para vós e enriqueça a vossa viagem.

Obrigado a todos por fazerem parte desta aventura.

CARINHOSAMENTE DEDICADO A
A minha mãe e o meu pai,
Cujo afeto e amor são infinitos.
O Deus,
Que está sempre comigo na adversidade e na prosperidade.
O Guia,
A quem ficarei grato por ter dado uma nova forma e um novo rumo à minha vida.

CAPÍTULO 1

INTRODUÇÃO

A química analítica é a ciência que determina a composição dos materiais, em particular nos produtos farmacêuticos, que é um domínio interdisciplinar. Um medicamento é geralmente definido como qualquer agente químico que afecta os organismos vivos. Isto inclui substâncias destinadas a tratar, prevenir ou mitigar doenças em seres humanos ou animais, incluindo contraceptivos e agentes de controlo de pragas. A química farmacêutica aplica princípios químicos ao estudo dos medicamentos, centrando-se na sua preparação, composição, estrutura, efeitos nos organismos, propriedades físicas e químicas, métodos de controlo de qualidade e condições de armazenamento. Esta disciplina essencial garante a segurança e a eficácia das substâncias medicinais. (Abreu et al., 2021; Caro et al., 2021; Harron, 2013; Moussa et al., 2021; Teng et al., 2022)

1.1 Técnicas instrumentais

Os métodos de estimativa de fármacos são classificados em físicos, químicos, físico-químicos e biológicos, sendo os métodos físicos e físico-químicos os mais utilizados. Os métodos físicos analisam propriedades como a solubilidade, a transparência, a cor, a densidade, o teor de humidade e os pontos de fusão/ebulição. Os métodos físico-químicos estudam fenómenos resultantes de reacções químicas, incluindo técnicas ópticas (refratometria, espetrofotometria), métodos electroquímicos (potenciometria) e cromatografia (líquido de alto desempenho, espetrometria de massa). Estes métodos são cruciais para uma análise exacta dos medicamentos. (Bankey et al., 2012;; Meena et al., 2021; Shailajan et al., 2016) Os métodos químicos para a estimativa de fármacos incluem procedimentos gravimétricos e volumétricos baseados na formação de complexos, ácido-base, precipitação e reacções redox. As titulações em meios não aquosos e os métodos complexométricos são normalmente utilizados para análises ao nível de miligramas com interferência mínima. As técnicas modernas, como HPLC, UPLC, GLC, RMN e MS, utilizam equipamento sofisticado e sensível que requer amostras muito pequenas para ensaios exactos. (Dhalwal et al., 2010) O número crescente de novos medicamentos exige métodos avançados de controlo da qualidade na análise farmacêutica.

- A análise farmacêutica deve ser efectuada em tempo útil.
- Económica.
- Precisão de acordo com as normas da farmacopeia.
- Demonstrar boa precisão e seletividade.

Os métodos físico-químicos satisfazem estes requisitos, oferecendo uma abordagem versátil para a análise de compostos orgânicos com estruturas diversas. (Hegde et al., 2021)

1.2 Cromatografia líquida de alta eficiência (HPLC)

O método HPLC quantifica compostos de fármacos em várias condições de stress físico, químico e fotoquímico. Deve ser específico da estabilidade, assegurando que o pico do fármaco é distinto dos produtos de degradação. A linearidade e o nível mínimo de quantificação devem ser estabelecidos, e o método deve ser simples de executar. Em casos como as separações quirais, a derivatização pré-coluna pode aumentar a seletividade da HPLC de fase inversa. A cromatografia líquida inclui um reservatório para a fase móvel, uma bomba para a impulsionar a alta pressão, um injetor para a introdução da amostra, uma coluna cromatográfica para a separação, um detetor para a identificação dos componentes e um dispositivo de recolha de dados (como um integrador informático) para armazenar os resultados (Bankey et al., 2022).

Os sistemas de bombagem de HPLC fornecem quantidades precisas de fase móvel dos reservatórios para a coluna através de tubagem de alta pressão. Os sistemas modernos incluem bombas controladas por computador que podem ajustar as proporções da fase móvel para eluição gradiente ou misturar fases isocráticas de proporção fixa, embora as fases isocráticas prémisturadas permitam um controlo mais preciso dos ingredientes (Dhalwal et al., 2020).

Depois de se dissolverem na fase móvel, os compostos são injectados manualmente utilizando seringas ou injectores de ansa, ou automaticamente através de amostradores automáticos. Os amostradores automáticos podem controlar o volume da amostra, a frequência de injeção e os ciclos de enxaguamento. Idealmente, as amostras são injectadas como tampões afiados no topo da coluna (Hadad et al., 2019).

As colunas analíticas têm normalmente diâmetros internos de 2 a 5 mm e comprimentos de 30 a 300 mm, preenchidos com partículas de fase estacionária de 3 a 10 pm. As alterações na fase estacionária afectam a retenção e a seletividade. A polaridade da coluna depende dos grupos funcionais ligados à superfície da sílica. As fases estacionárias quirais (CSP) são utilizadas para separar enantiómeros (Hebbar et al., 2019). Muitos métodos de HPLC utilizam detectores espectrofotométricos, que incluem uma célula de fluxo na extremidade da coluna. Um feixe de UV passa através da célula; os compostos absorvem a radiação à medida que eluem, causando alterações de energia mensuráveis. Os detectores podem ser fixos, variáveis ou de comprimento de onda múltiplo, sendo que os detectores de comprimento de onda fixo funcionam normalmente a 254 nm, utilizando lâmpadas de mercúrio de baixa pressão (Patel et al., 2020).

Os detectores de comprimento de onda variável, como os que utilizam lâmpadas de deutério ou de xénon, geram radiação monocromática para análise de amostras. Os detectores de comprimento de onda múltiplo medem a absorvância em vários comprimentos de onda, enquanto os detectores de arranjo de fotodíodos (PDA) são ferramentas versáteis na HPLC, resolvendo a radiação contínua em comprimentos de onda individuais. Outros tipos de detectores incluem refractométricos diferenciais, fluorométricos, potenciométricos, electroquímicos, espectrométricos de massa e NMR, todos exigindo uma ampla gama dinâmica linear para medições precisas (Sajeeb et al., 2016).

Modos de separação:

1. **A cromatografia de fase normal** utiliza uma fase estacionária polar com uma fase móvel não polar (por exemplo, sílica, fases com ligações polares). A retenção ocorre através da adsorção competitiva de solutos e solventes na fase estacionária.

2. **A cromatografia de fase inversa** utiliza uma fase estacionária não polar com uma fase móvel polar (por exemplo, água, metanol). As colunas comuns incluem C8, C18 ou Fenil, que diferem no comprimento da cadeia de carbono, no revestimento das extremidades e na carga de carbono. A retenção baseia-se na partição, em que os solutos se deslocam entre as cadeias da fase estacionária, influenciados por diferenças de potencial químico.

3. **A cromatografia de par iónico** visa componentes ionizados que interagem com reagentes de par iónico, sendo a retenção afetada pelo pH da fase móvel e pela concentração do reagente.

4. **A cromatografia de permuta iónica** separa compostos ionizáveis e solúveis em água utilizando resinas sintéticas. As resinas de permuta catiónica separam substâncias básicas (por exemplo, aminas), enquanto as resinas aniónicas visam grupos carregados negativamente (por exemplo, fosfatos).

5. **A cromatografia de exclusão de tamanho** filtra os compostos por tamanho utilizando uma fase estacionária porosa, onde as moléculas maiores passam sem serem retidas e as mais pequenas são cada vez mais retidas.

1.3 Instrumentação de HPLC

O sistema HPLC inclui:

- **Recipientes de eluente** para a fase móvel
- **Bomba** para mover o eluente e a amostra
- **Dispositivo de injeção** para introdução de amostras

- **Coluna** para separação de solutos
- **Detetor** para visualizar os componentes separados
- **Contentor de resíduos** para solventes usados
- **Dispositivo de recolha de dados** para interpretação e armazenamento de resultados

A bomba, o injetor, a coluna e o detetor estão ligados por tubos de diâmetro estreito (<0,010 polegadas) para minimizar o alargamento da banda. A seleção do detetor depende das propriedades intrínsecas do soluto, e os detectores múltiplos podem melhorar os dados e confirmar a identidade dos picos (Skoog et al., 1980).

1.3.1 Sistemas e módulos de HPLC

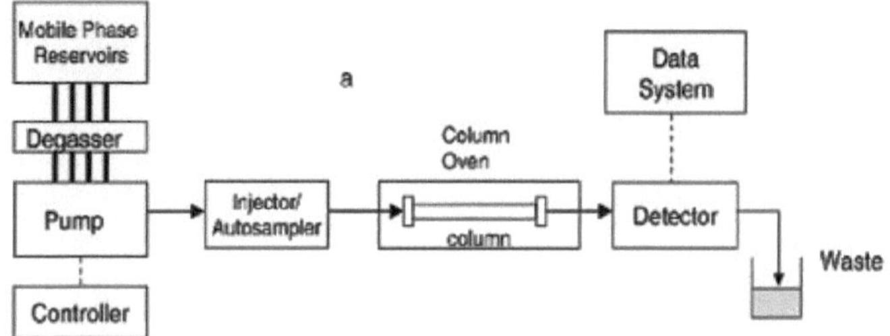

Fig 1.1 Diagrama esquemático do instrumento de HPLC

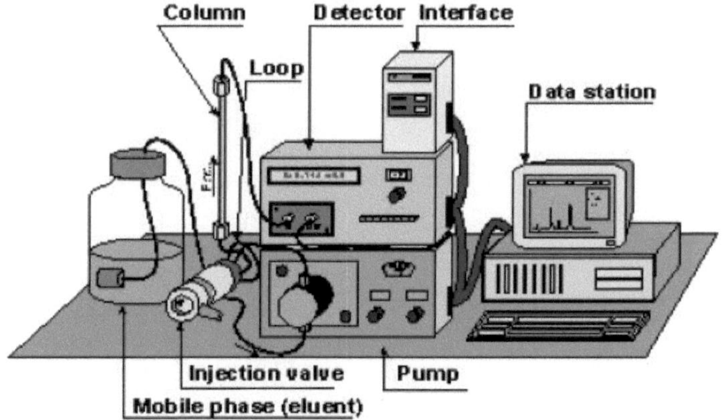

Fig 1.2 Apresentação gráfica do instrumento de HPLC

Os cromatógrafos líquidos modernos oferecem um desempenho e fiabilidade excepcionais. Um sistema HPLC típico inclui uma bomba, injetor, coluna, detetor e dispositivo de tratamento de dados.

Os sistemas HPLC podem ser **modulares** ou **integrados**:

* **Os sistemas modulares** consistem em módulos empilháveis e separados, facilitando a manutenção, uma vez que os componentes defeituosos podem ser substituídos individualmente.

* **Os sistemas integrados** incluem módulos alojados numa única unidade, oferecendo um aspeto mais limpo. Estes módulos são controlados por uma placa de controlo e não podem funcionar de forma independente, mas são concebidos para uma melhor integração e desempenho global. As Figuras 1.3a e 1.3b ilustram sistemas modulares, enquanto as Figuras 1.3c e 1.3d mostram sistemas integrados.

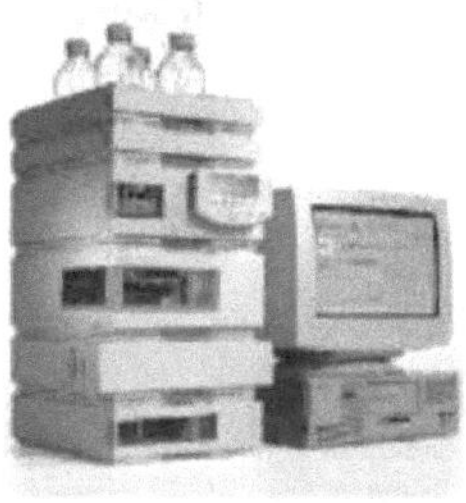
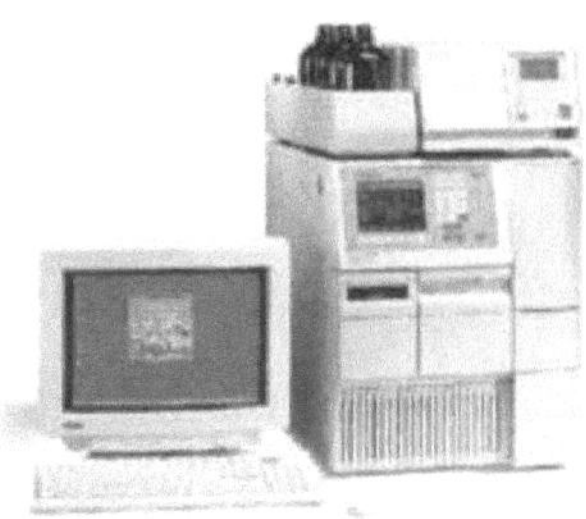
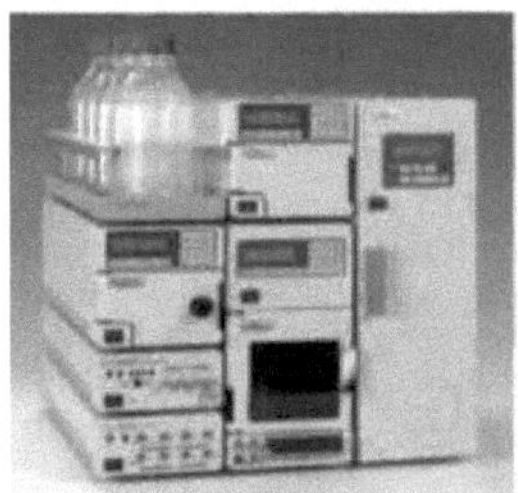
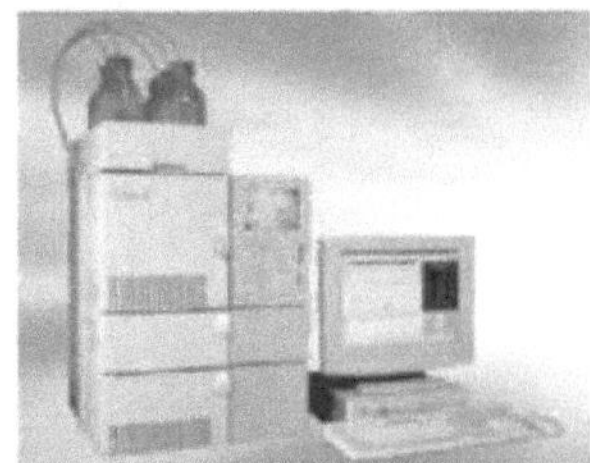

Fig. 1.3: Exemplos de sistemas de HPLC modulares e integrados. Sistemas modulares: (a) Agilent 1100 Series, (b) sistema de mistura a baixa pressão Jasco. Sistemas integrados: (c) Waters alliance, (d) Shimadzu 2020.

1.4 Sistemas de distribuição de solventes para HPLC

Sistema moderno de fornecimento de solventes para HPLC

Um sistema contemporâneo de distribuição de solventes para HPLC inclui várias bombas, reservatórios de solvente e um sistema de desgaseificação, juntamente com válvulas de retenção, controladores de caudal, amortecedores de impulsos e transdutores de pressão. A manutenção adequada destes componentes é crucial para obter caudais reprodutíveis. A principal função do sistema de distribuição de solventes é distribuir a fase móvel (eluente) de forma precisa e consistente através do cromatógrafo.

Requisitos típicos para bombas de HPLC analíticas:

* Fornecimento de solvente preciso e sem impulsos a taxas de fluxo de 0,1-10 ml/min e pressões até 6.000 psi (42 MPa).

- Compatibilidade com solventes orgânicos comuns, tampões e sais.
- Funcionamento fiável com uma longa vida útil do vedante da bomba.
- Capacidade de misturar solventes e gerar perfis de gradiente (para bombas multi-solventes).
- Manutenção e conservação fáceis.

O sistema tem de resistir à corrosão dos eluentes e fornecer os caudais necessários com um volume de retenção mínimo para mudanças rápidas de solvente, assegurando um fornecimento sem impulsos para minimizar o ruído de base. (Dong, 2006)

1.4.1 Bombas

Os sistemas de bombagem para HPLC são classificados por:

1. Caudal: Bombas de microfuro, de furo padrão ou preparatórias com base nas taxas de entrega.
2. Materiais de construção: Metálicos ou não metálicos, consoante o percurso do fluxo do eluente.
3. Mecanismo de distribuição: Bombas de seringa ou de pistão alternativo.

1.4.1.1 Classificação das bombas por caudal

As bombas são classificadas como de microfuro, de furo padrão ou preparatórias:

- **Furo padrão**: Mais comum para HPLC analítico, operando a 100 |iL/min a 10 mL/min.
- **Microbore**: Concebido para colunas até 2 mm de diâmetro, com caudais de 1 a 250 |iL/min.
- **Preparativos**: Utilizado para caudais superiores a 10 ml/min, funcionando normalmente até 50 ml/min em ambientes laboratoriais.

1.4.1.2 Classificação das bombas por materiais de construção

As bombas são classificadas como metálicas ou não metálicas com base no material do percurso do fluxo do eluente:

- **Metálico**: Geralmente fabricado em aço inoxidável 316 devido à sua força, resistência à corrosão e estabilidade térmica. O titânio também é utilizado devido à sua resistência superior à corrosão e à capacidade de suportar mais de 6000 psi.
- **Não metálico**: Adequado para aplicações com elevado teor de sal ou pH extremo. Os materiais incluem:
- **PEEK**: Forte e resistente a muitos solventes, mas incompatível com alguns solventes orgânicos.
- **Teflon**: Utilizado em aplicações de baixa pressão, mas limitado a 2000 psi.
- **Cerâmica**: Como a safira, utilizada para pistões e válvulas devido à sua excelente estabilidade química.

1.4.1.3 Classificação das bombas por mecanismo de deslocamento do eluente

As bombas são classificadas em dois tipos:

A. Bombas de seringa

As bombas de seringa, ou bombas de deslocamento positivo, são utilizadas para aplicações que requerem um fornecimento de solvente "sem impulsos" a caudais inferiores a 100 gl/min. São constituídas por uma seringa grande (10-50 ml) com um êmbolo ligado a um motor digital. À medida que o êmbolo se move, fornece eluente através do sistema sem pulsação.

B. Pistão alternativo

A bomba de pistão alternativo é uma conceção comum na HPLC moderna, com dois componentes principais: válvulas de retenção e um conjunto vedante-pistão. A came e a biela convertem a rotação do motor em movimento linear do pistão, deslocando um pequeno volume de líquido (40-400 |iL) em cada curso.

Durante o curso de enchimento, o pistão retrai-se, abrindo a válvula de retenção de entrada devido à pressão mais elevada do solvente, enquanto a válvula de retenção de saída se fecha quando a pressão da coluna excede a pressão da cabeça da bomba. Isto permite que o solvente entre na câmara apenas a partir do reservatório. Durante o curso de distribuição, o pistão pressuriza o líquido, fechando a válvula de entrada e abrindo a válvula de saída para permitir o fluxo em direção à coluna.

1.5 Desenvolvimento de métodos em HPLC

Antes do desenvolvimento do método, rever as caraterísticas da amostra e definir os objectivos da análise. Considerar o número de amostras e o equipamento de HPLC disponível. A natureza da amostra - como a hidrofilicidade, a hidrofobicidade e as funções protolíticas - informará a melhor abordagem para o desenvolvimento do método de HPLC.

1.5.1.1 Cromatografia de fase inversa

Na cromatografia de fase inversa, a fase estacionária é não-polar (hidrofóbica), enquanto a fase móvel consiste em solventes polares, como misturas de água com metanol ou acetonitrilo. Os materiais que são mais apolares são retidos durante mais tempo nesta configuração.

1.5.1.1 Cromatografia de fase inversa

A fase estacionária é não polar (hidrofóbica), enquanto a fase móvel é um solvente polar, como a água misturada com metanol ou acetonitrilo. Os materiais mais apolares são retidos durante mais tempo.

1.5.1.2 Cromatografia de fase normal:

A fase estacionária é polar (por exemplo, gel de sílica), enquanto a fase móvel não polar retém as amostras polares durante mais tempo do que os materiais menos polares.

1.5.1.3 Para compostos orgânicos que formam iões:

A cromatografia de pares de iões deve ser preferida à cromatografia de permuta iónica.

1.5.2 Análise da amostra por HPLC

A análise por HPLC procura obter informações qualitativas antes da determinação quantitativa dos componentes da amostra.

1.5.2.1 Análise qualitativa:

São necessários métodos qualitativos para identificar componentes e estruturas.

1.5.2.2 Substância de referência disponível

A análise qualitativa mais simples compara os tempos de retenção de picos desconhecidos com os de amostras de referência.

1.5.2.3 Sem substância de referência

A identificação estrutural de compostos desconhecidos pode ocorrer paralelamente à separação cromatográfica, mesmo sem substâncias de referência.

1.5.2.4 Análise quantitativa

1. Calibração de padrão externo
2. Método de cálculo do padrão interno
3. Método de cálculo da adição standard

1.5.2.4.1 Calibração de padrões externos

O padrão externo é a mesma substância que a amostra. Ao injetar padrões em várias concentrações, é criado um gráfico de pico de resposta vs. concentração. As amostras desconhecidas são analisadas de forma semelhante, determinando as suas concentrações a partir da curva de calibração, que deve abranger o intervalo de amostras desconhecidas.

Rf = Pico padrão (área ou altura) / Concentração da amostra

Concentração da amostra = Pico da amostra (área ou altura) / Rf

1.5.2.4.2 Método de cálculo do padrão interno

Adicionar uma quantidade conhecida de um padrão interno (IS) à amostra. É gerada uma curva de calibração através da análise de várias concentrações de fármaco com uma quantidade constante de IS. Calcular o rácio (Rs) para cada concentração de analito.

Rs = Área do medicamento / Área do (IS)

1.5.2.4.3 Método de cálculo da adição padrão

O teor inicial de analito é determinado através da medição do sinal analítico antes e depois da adição de uma quantidade conhecida de analito.

1.6 Validação do método

A validação fornece provas documentadas que garantem a fiabilidade de um método específico. Identifica, mede, avalia e documenta sistematicamente os passos críticos para estabelecer a validade do método. A validação é essencial para o controlo de qualidade e exigida pelas CGMP para a validação de ensaios. Sem um sistema de medição validado, é impossível avaliar se o processo atinge o objetivo pretendido.

Um método deve ser validado quando se verifica que os parâmetros de desempenho são adequados para um problema analítico específico, como por exemplo:
- Melhoria de um método estabelecido.
- Desenvolvimento de um novo método para um problema.
• Utilizar um método estabelecido num laboratório diferente ou com instrumentação diferente.
• Demonstrar a equivalência entre dois métodos, como um novo método e um método padrão.

Os parâmetros para a validação do método, tal como definidos pelas diretrizes da ICH, incluem:
1. Linearidade e gama
2. Exatidão
3. Precisão
4. Especificidade
5. Robustez
6. Robustez
7. Limite de deteção
8. Limite de quantificação

Estes são conhecidos como "Parâmetros de Desempenho Analítico".

1.6.1 Linearidade e gama

A linearidade de um procedimento analítico refere-se à capacidade de obter resultados de testes que são diretamente proporcionais à concentração da substância a analisar dentro de um intervalo especificado. Normalmente, isto é demonstrado diluindo uma solução-mãe padrão e efectuando três a seis injecções de cinco ou mais padrões que abrangem 80-120% do intervalo de concentração esperado. A resposta deve ser proporcional às concentrações da substância a analisar, sendo a linearidade alcançada quando o coeficiente de regressão (r^2) é >0,997. A equação de regressão linear deve ter uma interceção não significativamente diferente de zero; se ocorrer uma interceção significativa, deve demonstrar-se que não afecta a precisão do método.

1.6.2 Exatidão

A exatidão refere-se à proximidade entre o valor real (verdadeiro) e o valor analítico médio obtido a partir de múltiplas aplicações de ensaio. É determinada por erros sistemáticos e é considerada aceitável se a diferença entre os valores reais e médios não exceder os valores RSD da repetibilidade do método. As avaliações da exatidão implicam a adição de um fármaco a granel e de excipientes no fluido de dissolução em concentrações especificadas, reflectindo as utilizadas nos testes de linearidade. No caso das cápsulas, deve ser incluído o mesmo tamanho e cor do invólucro. As amostras são analisadas de acordo com parâmetros definidos, com pelo menos cinco concentrações de 80% a 120% normalmente utilizadas para a exatidão nos ensaios de HPLC.

1.6.3 Precisão

A precisão de um método analítico é avaliada através da análise de alíquotas suficientes de uma amostra homogénea para calcular estimativas válidas do desvio padrão. A reprodutibilidade refere-se à precisão em condições variáveis, tais como diferentes analitos, laboratórios, dias e reagentes, utilizando a mesma amostra. Para os métodos de dissolução, devem ser testadas pelo menos seis alíquotas de cada dosagem, sendo a precisão avaliada em cada intervalo de especificação. O desvio-padrão relativo (RSD) é calculado a partir destas alíquotas. A precisão intermédia pode ser estabelecida com testes efectuados por diferentes analistas ou instrumentos. Em HPLC, a precisão de todas as amostras não deve exceder 2% de RSD.

1.6.4 Especificidade

A especificidade de um método analítico é a capacidade de identificar o analito de interesse no meio de potenciais impurezas, produtos de degradação e componentes da matriz. Na análise de dissolução, o método deve ser específico para o medicamento a granel, mesmo na presença de um placebo. É crucial avaliar a estabilidade do fármaco no fluido de dissolução a $37 \pm 0,5°C$ durante períodos de tempo especificados. A monitorização apenas dos espectros de UV é insuficiente, uma vez que os produtos de degradação podem partilhar espectros com o composto original. Por conseguinte, a especificidade deve ser confirmada utilizando métodos selectivos como a HPLC. Na HPLC, os picos do produto gerado devem ser distintos do ingrediente ativo, com parâmetros como o tempo de retenção, a resolução e o fator de cauda monitorizados de perto. Se os invólucros das cápsulas interferirem, as diretrizes da USP permitem a adoção de medidas corretivas.

1.6.5 Robustez

A robustez de um método analítico refere-se à sua reprodutibilidade em várias condições, tais como diferentes laboratórios, analistas, instrumentos, lotes de reagentes, tempos de ensaio, temperaturas e dias. Para avaliar a robustez, o método deve ser testado por vários analistas em diferentes sistemas. Nas análises por HPLC, é também importante considerar os efeitos da variação das colunas e das condições da fase móvel.

1.6.6 Robustez

A robustez de um método analítico indica a sua capacidade para suportar pequenas alterações deliberadas nos parâmetros, reflectindo a sua fiabilidade na utilização de rotina. Os ensaios de robustez identificam parâmetros críticos para métodos de dissolução específicos através da introdução de ligeiras variações, ajudando na transferência de métodos e na resolução de problemas. Os principais factores a avaliar incluem o pH do meio, o volume, o caudal, a velocidade de rotação, a posição da amostra, os sinkers, a desaeração do meio, a temperatura e os filtros. Para a cromatografia líquida, as variações típicas incluem:

- Alterações de pH na fase móvel
- Variações na composição da fase móvel
- Diferentes lotes de colunas ou fornecedores
- Flutuações de temperatura
- Ajustamentos do caudal

1.6.7 Limite de deteção (LOD)

O limite de quantificação (LOQ) é a concentração mais baixa da substância a analisar que pode ser medida com exatidão e precisão em condições especificadas, expressa como uma concentração (por exemplo, percentagem, ppm, ppb). Pode ser determinado utilizando a avaliação visual, o rácio sinal/ruído ou cálculos baseados no desvio padrão da resposta e no declive da curva de calibração.

$$\text{Limite de deteção (LOD)} = \frac{3.3\sigma}{S}$$

em que, σ = o desvio-padrão da resposta
S = declive da curva de calibração.

1.7 Bacosídeos

Os bacósidos são compostos extraídos da *Bacopa monnieri* (L.) Wettst., um remédio popular tradicional utilizado para melhorar a capacidade cognitiva, efeitos anti-inflamatórios, analgesia e muito mais. Conhecido como "medhya rasayanas" na Ayurveda, este tónico cerebral tem sido utilizado há quase 3.000 anos, principalmente devido aos alcalóides, glicosídeos, flavonóides e saponinas chamados bacosídeos. A Brahmi Ghrita, uma preparação ayurvédica popular, contém 20% de bacósido A.

Os extractos hidroalcoólicos da planta incluem saponinas triterpenóides do tipo dammareno, bacopasaponinas A-G e bacosídeos A1-A3, sendo os bacosídeos A e B os principais responsáveis pelos seus efeitos nootrópicos. A planta contém igualmente estigmasterol, ácido betulínico e flavonóides como a luteolina. O bacósido A é uma mistura de cadeias de açúcar ligadas a uma aglicona esteroide, incluindo o bacopasido I e os seus isómeros. O bacopasídeo II e o bacosídeo A3 apresentam efeitos neuroprotectores superiores devido a níveis mais baixos de espécies reactivas de oxigénio (ROS) e a uma maior viabilidade celular. A estrutura do bacosídeo A foi definida por hidrólise, mostrando diferenças na configuração da cadeia de hidratos de carbono entre os bacosídeos A e B.

1.7.1 Farmacologia dos bacósidos

A Bacopa monnieri apresenta propriedades antioxidantes e anti-inflamatórias significativas que contribuem para os seus efeitos neuroprotectores. Estudos mostram que o seu extrato atenua os danos oxidativos e preserva a atividade da superóxido dismutase (SOD) no cérebro, nomeadamente contra a toxicidade induzida pelo alumínio. O bacósido A reforça a resistência do cérebro ao stress oxidativo induzido pela morfina, aumentando os níveis das principais enzimas antioxidantes.

Análises in vitro e in silico avaliaram vários constituintes da Bacopa, revelando que a lactona ebelina se liga eficazmente aos receptores 5-HT2A e M1, enquanto o bacosídeo A e o bacopasídeo X mostraram afinidade pelo recetor D1 sem inibir a acetilcolinesterase (AChE). Isto sugere que os componentes da Bacopa podem ser benéficos in vivo, apesar de os bacósidos parentais apresentarem caraterísticas de fármacos do SNC fracas devido a uma ligação ineficaz aos receptores.

Experiências demonstraram que o extrato de Bacopa monnieri (BME) previne a apoptose induzida pelo nitroprussiato de sódio, aumentando os níveis de enzimas antioxidantes e preservando a integridade celular. O mecanismo neuroprotector envolve a regulação da expressão dos receptores de neurotransmissores, incluindo os receptores GABAR e NMDA.

A biodisponibilidade destes constituintes neuroprotectores é melhorada utilizando nanopartículas revestidas com polissorbato 80. O encapsulamento do bacosídeo A em nanopartículas de PLGA mostrou uma eficiência de 57,11% e um aumento significativo da concentração cerebral em comparação com o fármaco puro. Além disso, os estudos in vitro indicaram um padrão de libertação sustentada do bacosídeo A durante 48 horas.

Estudos agudos e sub-crónicos com ratos não revelaram efeitos significativos nos receptores de serotonina ou na renovação da dopamina, apoiando a segurança do Bacopa monnieri no tratamento de perturbações neurológicas. Globalmente, a Bacopa monnieri mostra-se promissora como neuromedicina devido aos seus perfis antioxidante, neuroprotector e de segurança.

CAPÍTULO 2

PESQUISA BIBLIOGRÁFICA

2.1 (Sekhar et al., 2018) : Sekhar et al., estudaram a separação das principais saponinas triterpenóides em *Bacopa monnieri* por cromatografia líquida de alta eficiência. É descrito o primeiro procedimento analítico que permite a análise de saponinas bioactivas individuais (bacosídeos) em Bacopa monnieri. Utilizando material de coluna C-8 de 3 |im (Luna C-8) e uma fase móvel composta por água e metanol, o método de HPLC desenvolvido permitiu a separação de base de sete saponinas principais em menos de 30 minutos. A taxa de fluxo, o comprimento de onda de deteção e a temperatura foram ajustados para 0,5 ml/min, 205 nm e 40 °C, respetivamente. A identidade dos analitos foi confirmada numa experiência LC-MS, sendo todos os compostos claramente atribuíveis em modo ESI negativo. Além disso, o método foi validado quanto ao limite de deteção, linearidade, precisão, exatidão e variação inter-dia. Foram analisadas com êxito várias amostras de *B. monnieri* (extrato, material vegetal, produtos comerciais), contendo cada uma delas pelo menos quatro dos sete compostos de referência. Os principais componentes foram o bacosídeo A3 ou o bacopasídeo II, sendo os menos dominantes os bacopasídeos IV e V. O teor de saponina total nas amostras variou entre 1,1 e 13,0%. As experiências de HPLC foram efectuadas num sistema HPLC Waters Alliance 2695, equipado com um detetor de matriz de fotodíodos 996 e um aquecedor de coluna (Waters, Milford, MA, EUA). Para todas as separações, foi utilizada uma coluna Luna C-8(2) (100 mm x 4,6 mm, granulometria de 3 ^m) da Phenomenex (Torrance, CA, EUA). A água (A) e o metanol (B) foram utilizados como fase móvel, aplicados em eluição gradiente de 43A/57B em 30 minutos até 35A/65B. Após cada corrida, a coluna foi lavada durante 5 minutos com 100B, seguido de um período de equilíbrio de 15 minutos. A taxa de fluxo foi ajustada para 0,5 ml/min, o comprimento de onda de deteção para 205 nm e foram injectados 10 pl de amostra. Todas as separações foram efectuadas a 40 °C. Os picos foram inicialmente atribuídos através da adição de compostos padrão às amostras e da comparação dos respectivos espectros de UV e tempos de retenção.

2.2 (Deb et al., 2018) : Deb et al., estudaram a Avaliação de Segurança In vitro e o Efeito Anticlastogénico do BacoMindTM em Linfócitos Humanos. Na presente investigação, os ingredientes ativos presentes no BM foram identificados e quantificados por cromatografia líquida de alta eficiência (HPLC) e cromatografia de camada fina de alta eficiência (HPTLC). A análise por HPLC e HPTLC da BM revelou a presença de bacosídeo A3, bacopasídeo I, bacopasídeo II, isómero jujubogenina da bacopasaponina C, bacosina, luteolina, apigenina, bacosina e P-sitosterol D glucosídeo. A BM demonstrou uma atividade antioxidante significativa. O número de aberrações cromossómicas e a frequência de micronúcleos induzidos pelo BM não foram estatisticamente significativos até uma dose de 62,5 |ig/mL. Uma dose subsequente de 125 |ig/mL antes da ativação metabólica induziu uma clastogenicidade ligeira, mas foi considerada biologicamente insignificante, uma vez que este efeito não foi observado após a ativação metabólica. O BM também demonstrou uma proteção dependente da dose contra os clastogénios utilizados neste estudo 18

estudo utilizando os testes de clastogenicidade acima referidos. A proteção máxima foi observada na presença de ativação metabólica. Além disso, o BM não demonstrou qualquer efeito mutagénico nas estirpes testadas, tal como observado no teste de Ames.

O sistema de HPLC era constituído por uma bomba Shimadzu LC10A, um detetor de fotodíodos SPD-M 10Avp com software Class-VP e uma coluna [LiChrospher 100, RP-18e (5pm) 250 x 4 mm (id)] Merck, Alemanha. A determinação quantitativa foi efectuada a 205 nm. A fase móvel era constituída por um gradiente com dois solventes - Solvente A e Solvente B. A identificação e quantificação da bacosina foi efectuada com uma fase móvel constituída por uma mistura de 5%

de acetonitrilo em água ajustada a pH 2,8 com ácido ortofosfórico e metanol (1: 9). O volume de amostra injetado foi de 20 pL. A temperatura da coluna foi mantida a 35° C e o caudal da fase móvel foi mantido a 1,5 mL/min durante toda a experiência. O tempo de retenção e as áreas dos picos dos compostos foram comparados com os dos padrões para efeitos da sua identificação e quantificação.

O sistema para a análise por HPTLC era constituído por um dispositivo de deteção (Linomat N, CAMAG) e um densitómetro de varrimento de pontos de onda dupla (CS 9301 PC, Shimadzu). As placas de TLC eram constituídas por sílica-gel pré-revestida em folhas de alumínio (SilicaGel 60F254, 20 x 20 cm, Merck). As amostras foram colocadas nas placas de TLC utilizando o dispositivo Linomat N, CAMAG. As placas foram colocadas numa câmara de vidro contendo um solvente de clorofórmio: metanol (9:1). As placas foram secas, pulverizadas com o reagente de ácido sulfúrico anisaldeído e aquecidas a 100° C durante 10 minutos. Em seguida, foram analisadas com um densitómetro a um comprimento de onda de 530 nm.

2.3 (Phrompittayarat et al., 2020) : Phrompittayarat et al., realizam os Estudos de Estabilidade de Saponinas em Extractos Etanólicos Secos *de Bacopa monnieri*. O teste de estabilidade da solução padrão de bacopaside I e bacoside A3 foi efectuado a várias temperaturas e valores de pH. A quantidade de ambos os compostos em todas as condições foi analisada utilizando técnicas de HPLC. A adsorção de humidade do extrato bruto foi determinada a 5, 40, 60 e 80°C a 75% de humidade relativa utilizando métodos gravimétricos. Os resultados revelaram que o extrato bruto adsorveu rapidamente a humidade até 54% w/w tanto a 40 como a 80°C, enquanto que a 5°C apenas adsorveu lentamente a humidade. As quantidades de bacopa I e bacosídeo A3 intactos no extrato bruto aumentaram drasticamente a 80°C, lentamente a 40 e 60°C, e permaneceram inalteradas a 5°C durante o período de investigação. Além disso, a quantidade de ambos os compostos na solução padrão diminuiu drasticamente a um pH de 1,2, mas lentamente a um pH de 6,8 e 9,0, respetivamente. Os dados da pré-formulação podem ser utilizados para melhorar a qualidade do produto final. A análise foi realizada num sistema HPLC Shimadzu equipado com um detetor de arranjo de fotodíodos (PDA) SPD-M10AVP, uma bomba LC-10ATVP e um injetor Rheodyne com um loop de 20 pL. Foi utilizada uma coluna Luna RP-18 (150x4,6 mm, tamanho de partícula 5pm) juntamente com uma coluna de proteção Phenomenex RP-18. A fase móvel era constituída por ácido fosfórico a 0,2% e acetonitrilo (65:35 v/v). O pH da fase móvel foi ajustado para 3,0 com NaOH 5M. O caudal foi ajustado para 1,0 mL/min e o detetor foi regulado para 205 nm. O método HPLC foi validado em termos de linearidade, limite de deteção, precisão e exatidão. A linearidade da curva de calibração foi avaliada no intervalo de 7,8 a 200,0^g/mL. Foram selecionados seis níveis de concentração de bacopasídeo I e bacosídeo A3 para gerar as curvas de calibração. Foram efectuadas três determinações (n = 3) para cada solução. Os gráficos de correlação foram construídos traçando as alturas dos picos obtidos em função das quantidades injetadas. Os limites de deteção (LOD) e os limites de quantificação (LOQ) de ambas as libras foram determinados com rácios sinal/ruído de 3 e 10, respetivamente.

2.4 (Bhandari et al., 2018) : Bhandari et al., realizaram a coluna monolítica à base de sílica com detetor de dispersão de luz evaporativa para análise por HPLC de bacosídeos e apigenina em *Bacopa monnieri*. Foi desenvolvido e validado um método de cromatografia líquida de alta eficiência utilizando uma coluna monolítica à base de sílica acoplada a um detetor de dispersão de luz por evaporação (HPLC-ELSD) para a quantificação simultânea de bacosídeos (bacosídeo A, bacopasídeo I, bacosídeo A3, bacopasídeo II, bacopasídeo X, bacopasaponina C) e apigenina em *Bacopa monnieri*. A resolução cromatográfica foi obtida numa coluna Chromolith RP-18 (10064,6 mm) com acetonitrilo/água (30:70) como fase móvel em eluição isocrática a um caudal de 0,7 mL/min. A temperatura do tubo de deriva do ELSD foi regulada para 95 °C e o caudal de azoto foi de 2,0 SLM (litro-padrão por minuto). As curvas de calibração revelaram uma boa relação linear (r2 > 0,9988) dentro das gamas de ensaio. Os limites de deteção (S/N = 3) e os limites de quantificação (S/N = 10) dos compostos situaram-se na gama de 0,54-6,06 e 1,61-18,78 |ig/mL, respetivamente. Foi observada uma recuperação média satisfatória no intervalo de 95,8-99,0%. O método mostrou uma boa reprodutibilidade para a quantificação destes compostos em *B. monnieri* com uma precisão intra e inter-dia inferior a 0,69 e 0,67%, respetivamente. O método validado foi aplicado com êxito para quantificar analitos em nove acessos de *B. monnieri*, fornecendo assim uma nova base para a avaliação global da qualidade de *B. monnieri*. As medições cromatográficas foram efectuadas utilizando um sistema HPLC Shimadzu Prominence equipado com uma bomba de gradiente quaternário LC-20AT, um SPD-M20A, um detetor de dispersão de luz evaporativa Poly- mer-1000 (ELSD), um módulo de barramento de comunicação CBM-20A, um forno de coluna CTO-10AS vp, um amostrador automático e o software Shimadzu LC solution (ver. 1.21 SP1). A temperatura da coluna foi mantida a 25 °C. A temperatura do tubo de deriva para ELSD foi fixada em 958C e o caudal de gás de nebulização foi de 2,0 SLM (litro padrão por minuto). A fase móvel foi acetonitrilo/água (30:70) a um caudal de 0,7 mL/min.

2.5 (Praveen et al., 2019) : Praveen et al., realizaram a regeneração in vitro de brotos de Brahmi usando culturas semissólidas e líquidas e análise quantitativa do bacosídeo A. Os principais objetivos deste estudo foram investigar um protocolo rápido e eficiente para a propagação em massa de brotos adventícios de brahmi usando culturas semissólidas e líquidas; e avaliar a quantidade de bacosídeo A acumulado nos brotos regenerados. As fracções de bacosídeo foram analisadas utilizando o sistema HPLC equipado com

Coluna Phenomenex C18, 5 lm (4,6 mm 9 250 mm), lâmpadas LC10AT VP, controlador do sistema SCL-10AVP, injetor automático SIL-10 AD VP, detetor de arranjo de fotodíodos SPD-M10 AVP. A fase móvel foi uma mistura de tampão de sulfato de sódio 0,05 M, pH 2,3, e acetonitrilo (68,5:31,5, v/v) a um caudal de 1 ml min-1 e a temperatura da coluna foi mantida a 30°C. O comprimento de onda de deteção foi fixado em 205 nm. O volume de injeção foi de 20 ml. O sistema cromatográfico foi equilibrado com a fase móvel. O padrão de bacosídeo A foi obtido da ChromaDex (Laguna Hills, CA, EUA).

(Naik et al., 2010) : Naik et al., efectuaram os Efeitos dos níveis de sacarose e pH na regeneração de rebentos in vitro a partir de explantes foliares de *Bacopa monnieri* e acumulação de bacosídeo A em rebentos regenerados. A presente investigação foi realizada para avaliar o potencial de aumento da biomassa e a concentração de bacósido A nos rebentos regenerados in vitro, variando os níveis de sacarose e pH do meio de regeneração de rebentos. As fracções de bacosídeos foram analisadas utilizando um sistema HPLC equipado com uma coluna Phenomenex C18, 5 lm (4,6 9 250 mm), lâmpadas LC10AT VP, controlador do sistema SCL-10AVP, injetor automático SIL-10 AD VP, detetor de arranjo de fotodíodos SPD-M10 AVP. A fase móvel foi uma mistura de tampão de sulfato de sódio 0,05 M com pH 2,3 e acetonitrilo (68,5:31,5, v/v) com um caudal de 1 ml min-1 e a temperatura da coluna foi mantida a 30°C. O comprimento de onda de deteção foi fixado em 205 nm. O volume de injeção foi de 20 ml. O sistema cromatográfico foi equilibrado com a fase móvel. O padrão de bacosídeo A foi obtido da ChromaDex (Laguna Hills, CA, EUA).

CAPÍTULO 3

FINALIDADE E OBJECTIVO

3.1 Objetivo

Desenvolvimento e validação do método de cromatografia em camada fina de alto desempenho (HPTLC) e cromatografia líquida de fase reversa de alto desempenho (RP-UHPLC) para análise de bacosídeos em formulações tónicas para nervos.

3.2 Necessidade de estudo

O controlo de qualidade é crucial na indústria farmacêutica, assegurando que os medicamentos são seguros, terapeuticamente eficazes e têm um desempenho consistente de acordo com o esperado. Com o rápido desenvolvimento de novos agentes medicinais, estão também a surgir métodos analíticos mais sofisticados para a sua avaliação.

O conceito de tratamento da toxicodependência está a evoluir de "medicamento certo para a pessoa certa" para "dose certa no momento certo para a pessoa certa".

O conceito de tratamento medicamentoso evoluiu significativamente, passando da terapia com um único medicamento para a terapia com vários componentes. O mercado atual está repleto de combinações de medicamentos em várias formas de dosagem, que oferecem maior aceitabilidade por parte do doente, potência, acções múltiplas, menos efeitos secundários e alívio mais rápido. Desde 1950, os produtos à base de plantas têm dado contributos notáveis para a medicina, apresentando um imenso potencial comercial e servindo como fontes de produtos químicos intermédios para a produção de medicamentos. As formulações com dois ou três componentes de medicamentos têm-se revelado eficazes devido aos seus efeitos aditivos ou sinérgicos, simplificando a administração e reduzindo os custos de produção. No entanto, embora os medicamentos tradicionais sejam eficazes, carecem frequentemente de normalização. São essenciais medidas rigorosas de controlo da qualidade para garantir a segurança e a eficácia das novas formulações à base de plantas que entram no mercado.

3.3 Objectivos

Os principais objectivos do estudo são os seguintes:

> Desenvolvimento de métodos HPTLC sensíveis, específicos, reprodutíveis, muito económicos e de fácil utilização em laboratório para a quantificação de bacosídeos em extractos e formulações à base de plantas.

> Desenvolvimento de métodos RP-UHPLC sensíveis, específicos, reprodutíveis, muito económicos e de fácil utilização em laboratório para a quantificação de bacosídeos em extractos e formulações à base de plantas.

> Validação dos métodos HPTLC e RP-UHPLC acima referidos, de acordo com as diretrizes da ICH.

CAPÍTULO 4

PERFIL DA FORMULAÇÃO COMERCIALIZADA

Nome do medicamento	: Bacosídeo A
Estrutura	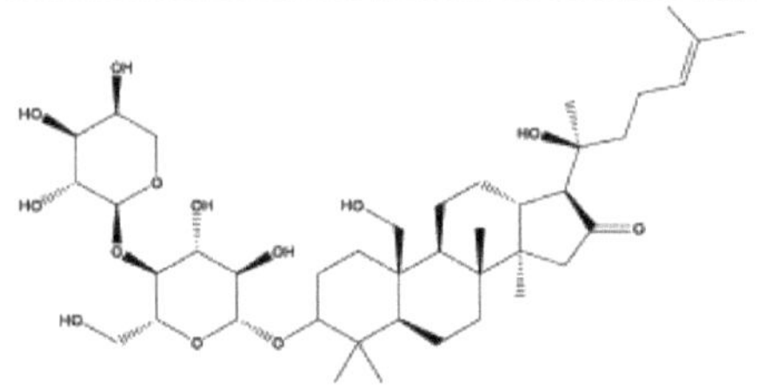
Nome químico	: (5R,*8R,9S,10S*,13R,*14R,17S*)-3-[(2R,*3R,4R,5S,6R*)-3,4- dihidroxi-6-(hidroximetil)-5-[(2 *S,3 R ,4 S,5 S*)-3,4,5- trihydroxyoxan-2-yl]oxyoxan-2-yl]oxy-10-(hydroxymethyl)- 17-[(2 *S*)-2-hydroxy-6-methylhept-5-en-2-yl]-4,4,8,14- tetramethyl-1,2,3,5,6,7,9,11,12,13,15,17-dodecahydrocyclopenta[a]phenanthren-16-one
Fórmula molecular	: $C_{41}H_{68}O_{13}$
Peso molecular	: 769
Descrição	: Bacopa monnieri (L.) Wettst. (Plantaginaceae), vulgarmente conhecida como 'Brahmi', é uma erva rasteira anual com muitos ramos ascendentes e raízes adventícias em quase todos os nós. A sua distribuição é pantropical e cresce em zonas húmidas e pantanosas e nas margens de lagos e rios de fluxo lento, até uma altitude de 1320 m. Na Índia, encontra-se em quase todos os Estados e nas ilhas Andaman e Nicobar. Cresce profusamente em todos os distritos de Kerala, o Estado mais meridional da Índia, ultrapassando as diferenças altitudinais. B. monnieri é uma planta medicinal de elevado valor que possui propriedades braintónicas comprovadas e é capaz de melhorar a capacidade mental e a memória. É utilizada na medicina popular, nos sistemas tradicionais de medicina como a Ayurveda, Siddha e Unani e também na homeopatia como tónico para os nervos, promotor do intelecto, diurético, carminativo e purificador do sangue. Outras propriedades farmacológicas dos extractos de B. monnieri incluem sedação e cardiotónico, vasoconstrição e anti-inflamatório. O extrato de Brahmi é também conhecido por possuir propriedades anticancerígenas e antioxidantes. Os bacósidos são uma classe de compostos químicos isolados da Bacopa monnieri. Do ponto de vista químico, são saponinas triterpenóides do tipo dammarano. Existem pelo menos doze membros conhecidos desta classe.

Formulação comercializada:
Nome: Bacopa 500 mg Comprimidos
Fabricado por: Merlion Naturals

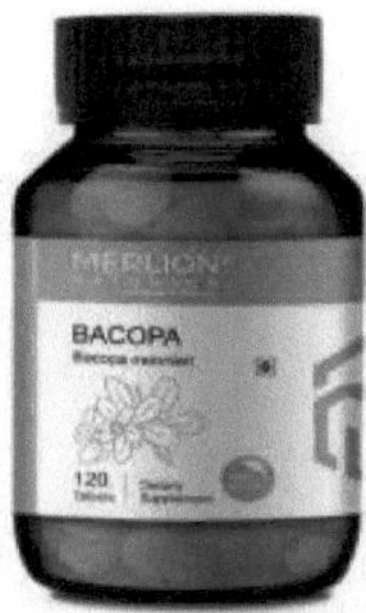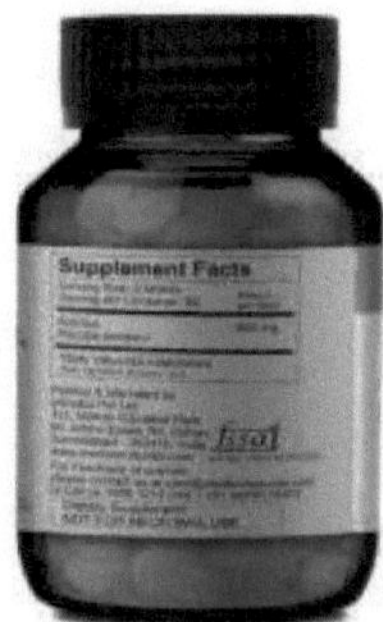

Fig. 4.1: Formulação comercializada (Fonte: https://www.amazon.in)

Tabela 4.1: Composição da Formulação Comercializada

N.º Sr.	Ingredientes	Montante
1	*Bacopa monnieri*	500 mg

CAPÍTULO 5

PERFIL DA INSTALAÇÃO

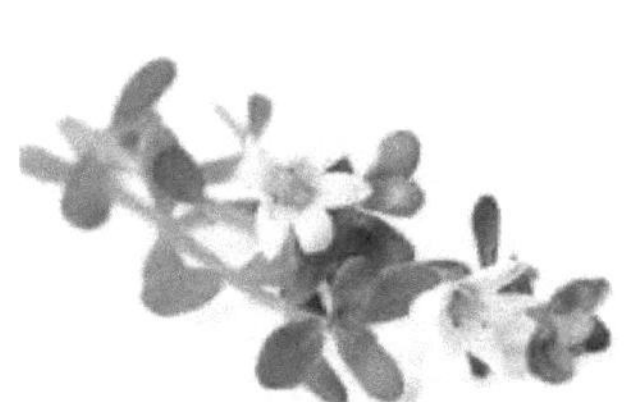

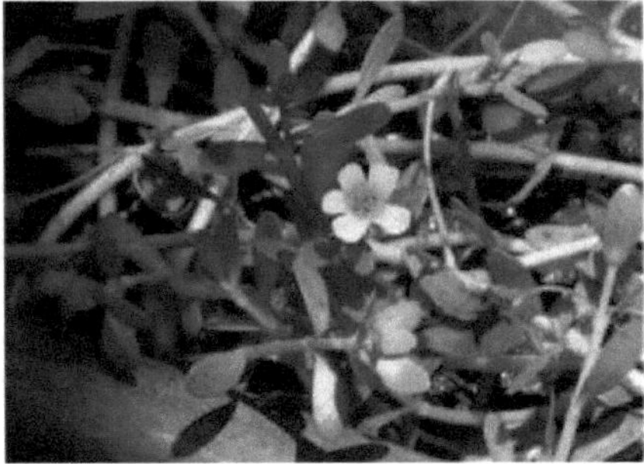

Fig 5.1: Planta de *Bacopa monnieri* (Fonte: *https://www.shutterstock.com/*) (Pandareesh e Anand, 2014; Ramasamy et al., 2015; Rauf et al., 2014, 2013, 2022; Srivastava et al., 2022)

5.1 Bacopa monnieri

Os medicamentos à base de plantas constituem apenas os medicamentos tradicionais que utilizam principalmente preparações de plantas medicinais para a terapia. As primeiras provas registadas da sua utilização em textos indianos, chineses, egípcios, gregos, romanos e sírios remontam a cerca de 5000 anos. Os textos clássicos indianos incluem o Rigveda, o Atharvaveda, o Charak Samhita e o Sushruta Samhita. Os medicamentos à base de plantas/tradicionais derivam, portanto, de tradições ricas de civilizações antigas e do património científico (Aguiar e Borowski, 2013)

A Bacopa monnieri (BM) é uma erva pequena, rasteira e algo suculenta. Os caules com folhas e flores têm 10-30 cm de comprimento e surgem de caules rastejantes que formam raízes nos nós. O hábito de crescimento da *Bacopa*, portanto, assemelha-se ao da hortelã-pimenta. As folhas são simples, obovadas-oblongas, opostas, com aproximadamente 2 cm x 1 cm, com margens inteiras, as flores são azuis ou brancas com veias roxas, solitárias em pedicelos longos nas axilas das folhas. A corola é de cinco lóbulos, branca ou rosada com manchas roxas. O fruto é uma cápsula de até 5 mm, que se desenvolve no cálice persistente. *A Bacopa* é um membro da família Scrophulariaceae (Bhardwaj et al., 2018).

5.2 Macroscópico

A planta é suculenta quando fresca, mas fica enrugada ao secar; tem um sabor ligeiramente amargo, sem qualquer odor caraterístico e é composta por pedaços de raízes, caules ramificados, folhas, flores e alguns frutos tenros, amassados e partidos

5.2.1 Raiz

Os fragmentos de raízes principais secas são cilíndricos, com cerca de 5 mm de diâmetro, enrugados longitudinalmente e de cor esbranquiçada.

5.2.2 Caule

Os pedaços do caule são cilíndricos, glabros, com nós proeminentes, em locais ligados a ramos que crescem verticalmente e ventralmente a um conjunto de raízes tortuosas e frágeis, entrenós com cerca de 1-1,5 cm de comprimento e 3-4 mm de diâmetro, verde-amarelado pálido e com tonalidade arroxeada.

5.2.3 Folha

Simples, opostas e decussadas, um pouco sésseis, glabras, de forma obovado-oblonga a espatulada, com 0,6-2,5 cm de comprimento e 3-8 mm de largura, inteiras, superfície inferior pontilhada com manchas minúsculas, obscuramente 1-3 nervuras, cor verde ténue.

5.2.4 Flor

Azul pálido ou branco rosado, quase regular, solitário, axilar. 0,6-3 cm de comprimento, geralmente mais comprido do que as folhas com duas bractéolas lineares, pedicelo delgado, cálice glabro, profundamente 5 partito Corola gamopétala, estames 4, didínamos, anteras 2 células, pistilo carpelar, ovário sincarpado de duas câmaras com muitos óvulos, estilo dilatado em direção ao topo, estigma bilobado.

5.2.5 Frutos

Cápsula globosa a ovoide, glabra, com 5 mm de comprimento, encerrada num cálice persistente, pedúnculo com 1-3 cm de comprimento, de cor púrpura quando fresco.

5.2.6 Sementes

Numerosos, muito diminutos, <1 cm de largura, oblongos ou irregulares.

5.3 Microscópico

5.3.1 Raiz

A raiz tem uma forma irregularmente circular a angular e apresenta uma camada pilífera mais externa, córtex parenquimatoso com espaços de ar intervenientes e um núcleo sólido localizado centralmente, de xilema rodeado por floema estreito. A camada pilífera é substituída pela formação de células de cortiça, o córtex é largo, parenquimatoso, atravessado por grãos de amido simples e compostos com espaços de ar, a endoderme é distinta, uma faixa estreita de floema que rodeia o núcleo sólido localizado do xilema composto por vasos isolados dispostos radialmente, fibras e raios medulares.

5.3.2 Caule

O caule tem um contorno quase circular, apresenta uma epiderme exterior, um córtex aerenquimatoso largo que ocupa a maior parte da secção, uma endoderme distinta que circunda o anel de tecido estelar e uma medula parenquimatosa central com uma camada de epiderme celular de paredes espessas coberta por uma cutícula fina, o córtex é muito largo, constituído por aerênquima clorenquimatoso embebido em grãos de amido, a endoderme é distinta, circundando a faixa estreita de floema e xilema parenquimatosos, sendo a região central ocupada por medula parenquimatosa estreita embebida em grãos de amido simples e compostos.

5.3.3 Folha

A folha que passa pela nervura mediana tem um contorno quase cilíndrico, com uma elevação muito estreita na parte superior da nervura mediana. Epiderme superior e inferior, sendo as células da epiderme superior maiores em tamanho e, em alguns pontos, apresentam cutícula estriada. Ambas as epidermes estão cobertas por estomas e apresentam tricomas glandulares sésseis com cabeça multicelular. Por baixo de ambas as epidermes da nervura central encontra-se uma estreita faixa colenquimatosa que apresenta um meristema colateral conjunto, centralmente localizado, rodeado por uma bainha parenquimatosa. O tecido mesofílico da lâmina é composto por parênquima esponjoso, atravessado por cordões vasculares; cristais prismáticos e poucos aglomerados de oxalato de cálcio estão incorporados nas células parenquimatosas da folha.

5.3.4 Pó

Apresenta fragmentos da epiderme superior e inferior da folha em vista de superfície, com tricomas glandulares sésseis com cabeça de 4-8 células e estomas diacíticos a anomocíticos, sendo mais no lado inferior, com paredes anticlinais sinuosas e, em alguns locais, apresenta cutícula estriada; cristais prismáticos e aglomerados de oxalato de cálcio, grãos de amido e glóbulos de óleo dispersos como tais ou incorporados nas células parenquimatosas, fragmentos de vasos anulares e espirais cortados longitudinalmente, fragmentos de caule cortados transversalmente mostrando células corticais aerenquimatosas, células marginais papilosas da pétala, testa da semente em vista superficial e fragmentos de cotilédone cortados transversalmente.

5.4 Componentes químicos

5.4.1 Principais

Bacosídeo A: Os principais constituintes são a brahmina, a herpestina, os alcalóides e as saponinas. As saponinas designadas como bacosídeo A, bacosídeo B e ácido betúlico (Figs. 3 e 4). Foram isolados o D-manitol, o estigmastanol, o P-sitosterol e o esterol do estigma. O bacósido A, após hidrólise ácida, deu origem a três açúcares, dois dos quais foram identificados como glucose e arabinose. O bacósido B também deu origem a glucose e arabinose após hidrólise.

5.4.2 Outros

Bacosídeo B, bacosídeo A1, bacosídeo A3, bacogenina A1, bacogenina A2, bacogenina A3, bacogenina A4, bacopa saponina-C, bacopasídeos I e II, bacopasídeos III-V, bacopasídeos VI-VIII, bacobitacinas A-D, monnierasídeo I, monnierasídeo III, monnieri, plantiosídeo B; jujubogenina, pseudojujubogenina, 3-O-p- D-glucopiranosil-(l-"3)-[P-Dglucopiranosil] jujubogenina, 3-O-[P-D--glucopiranosil-(l-"3)- [P-Dglucopiranosil] pseudojujubogenina, ácido betulínico, wogonina, oroxidina, luteolina, luteolina-7-glucósido, luteolina-7-glucuronido, apigenina-7-glucuronido nicotina, 3-formil-4-hidroxi-2H-pirano, bacosina, bacostcrol, bacosterol-3-O-P-D-glucopiranosídeo, estigmasterol, estigmastanol, P-sitosterol, D-manitol e um glicosídeo não caracterizado.

5.5 Farmacologia

O extrato etanólico (10 mg/kg) de brahmi melhorou a aprendizagem motora dos ratos. Tanto o extrato etanólico como o princípio ativo hersaponina apresentaram atividade tranquilizante. O princípio ativo também reduziu a concentração de noradrenalina e 5-hidroxitriptamina no cérebro. Foi relatado um efeito ansiolítico no extrato de etanol e na saponina em ratos. Também foi relatada atividade antidepressiva. Verificou-se que o extrato de etanol (50 mg/kg) tem atividade antiúlcera gástrica em ratos normais e diabéticos e também tem atividade anti-Helicobacter *pylori in vitro*. Outras actividades farmacológicas relatadas foram antioxidantes, anticonvulsivas, analgésicas, antialérgicas, antifúngicas, depressoras cardíacas e cardiotónicas, quer por extrato bruto ou princípio puro.

5.5.1 Principais alegações terapêuticas

Antileprótico, antiepilético, antipirético, antidiabético, anti-inflamatório e ansiolítico.

5.5.2 Antiepilépticos

Foi realizado um estudo clínico com os extractos aquoso bruto e alcoólico vencido da planta em 24 pacientes com distúrbios mentais variados. O estudo revelou uma melhoria no processo de aprendizagem e uma correção no comportamento anormal de pacientes epilépticos tratados com extrato alcoólico desengordurado (2-4 mg/kg b.w.) e extrato aquoso bruto de "brahmi" em duas doses diárias durante 5 meses. Verificou-se que o extrato alcoólico desengordurado de "brahmi" era mais potente do que a forma aquosa no alívio dos ataques epilépticos [16]. Foi efectuado um ensaio clínico controlado com BME em bruto (4 pacientes), *Marsilea minuta* (2 pacientes) e *Acorus calamus* (6 pacientes) em pacientes epilépticos, com especial referência às alterações da eletroencefalografia (EEG), para comprovar as suas propriedades sedativas e tranquilizantes. O extrato alcoólico desengordurado de "brahmi" mostrou melhorias num caso de epilepsia do lobo temporal e num caso de epilepsia de pequeno mal. Verificou-se um paralelismo estreito entre a melhoria clínica e as alterações do EEG nestes dois casos [17].

5.5.3 Atividade ansiolítica e antidepressiva

Uma investigação utilizando um modelo de ansiedade clínica em ratos demonstrou que uma BME contendo 25% de bacósido A exerceu uma atividade ansiolítica comparável à do lorazepam, um fármaco ansiolítico benzodiazepínico comum, e foi observado com atenção que a BME não induziu amnésia, efeitos secundários
associado ao *lorazepam*, mas, em vez disso, teve um efeito de reforço da memória. O potencial antidepressivo da BME foi avaliado num estudo anterior, no qual demonstrou uma atividade antidepressiva significativa nos paradigmas de comportamento mais utilizados em modelos

animais de depressão, nomeadamente o teste do nado forçado e os testes de desamparo aprendido. No estudo, a BME na gama de doses de 20-40 mg/kg foi administrada uma vez por dia durante 5 dias, e foi considerada comparável ao medicamento antidepressivo padrão imipramina na atividade antidepressiva em animais roedores. O mesmo estudo postulou o papel da serotonina e do ácido gama-amino-butírico (GABA) no mecanismo de ação atribuído à sua ação antidepressiva, juntamente com o seu potencial ansiolítico, com base na evidência convincente de que os sintomas de ansiedade e depressão se sobrepõem uns aos outros. **5.5.4 Melhorador da memória**

A eficácia das plantas foi estudada na revitalização das funções intelectuais em 40 crianças em idade escolar da zona rural de Varanasi. A um grupo foi administrado xarope de "brahmi" uma colher de chá cheia (350 mg), três vezes por dia, durante 3 meses, e ao outro grupo foi administrado xarope "simplex" usado como placebo na mesma dose. Verificou-se uma renovação e uma melhoria das funções percetivo-motoras durante a fase de desenvolvimento no grupo que recebeu "brahmi". Foi efectuado um estudo controlado em dupla ocultação para avaliar o efeito de um medicamento micro ("suksma") derivado da planta, através de um tratamento de 1 mês em 110 rapazes estudantes com idades compreendidas entre os 10 e os 13 anos e com um QI médio de 100. O estudo mostrou resultados encorajadores na melhoria de alguns factores de inteligência, *nomeadamente* a memória (direta), a capacidade aritmética e alguns factores verbais. Sentiu-se a necessidade de um estudo a longo prazo.

5.5.5 Propriedades sedativas e tranquilizantes

Estudos anteriores relataram um efeito sedativo dos glicosídeos denominados hersaponinas. Um estudo subsequente descobriu que o extrato alcoólico e, em menor grau, o extrato aquoso da planta inteira exibiam efeitos tranquilizantes em ratos albinos e cães. Por outro lado, verificou-se que o extrato alcoólico da planta e a clorpromazina melhoraram o desempenho dos ratos na aprendizagem motora. Um estudo anterior relatou que uma dose única do glicosídeo hersaponina é melhor do que a pentobarbitona para facilitar a aquisição e a retenção da reação de discriminação do brilho.

5.5.6 Efeitos no sistema nervoso central

O Brahmi Rasayan, uma preparação ayurvédica, foi estudado em ratos e ratazanas relativamente aos seus efeitos no sistema nervoso central em doses orais que variam entre 1 e 30 g/kg. O rastreio observacional em ratos foi efectuado de acordo com uma lista de verificação multiparamétrica. O material de ensaio foi estudado quanto ao seu efeito sobre a hipnose por pentobarbitona, a coordenação motora, o tempo de reação de arrastamento da cauda, o eletrochoque, as convulsões quimio, a catalepsia induzida pelo haloperidol e a resposta de evitamento condicionado. O material de ensaio apresentou um efeito sedativo e prolongou significativamente a ação hipnótica da pentobarbitona. Produziu um bloqueio variável da resposta de evitamento condicionado. A presença de um efeito antinociceptivo significativo, juntamente com a capacidade da substância em estudo de oferecer proteção contra convulsões de eletrochoque e convulsões de quimioterapia e a capacidade de antagonizar a catalepsia induzida pelo haloperidol, sugere um envolvimento do sistema GABAérgico na mediação dos efeitos do sistema nervoso central do Brahmi Rasayan.

5.5.7 Propriedades antioxidantes e adaptogénicas

A BME ou os bacosídeos demonstraram uma atividade antioxidante e anti-stress. Um estudo anterior sugere um envolvimento do sistema GABAérgico na mediação destes efeitos do BM no sistema nervoso central. Com base nos resultados de estudos em animais, os bacósidos demonstraram ter uma atividade antioxidante no hipocampo, no córtex frontal e no striatum. A investigação em animais demonstrou que os BME modulam a expressão de determinadas enzimas envolvidas na geração e eliminação de espécies reactivas de oxigénio no cérebro. Sugeriu-se que as propriedades adaptogénicas da erva seriam benéficas na gestão de condições relacionadas com o stress, uma vez que a BME mostrou o potencial para ser eficaz no stress num estudo com ratos. No estudo, verificou-se que a BME não só induzia a expressão da proteína de choque térmico 70 (Hsp70) como também induzia as enzimas do citocromo P450 (CYP 450) em todas as regiões do cérebro. Verificou-se que o nível de Hsp70 estava aumentado no cérebro como resposta ao stress. Por outro lado, no grupo que foi pré-tratado durante uma semana com 20-40 mg/kg/dia, antes do stress, verificou-se que a Hsp70 estava em

concentração mais baixa. Observou-se um aumento da atividade das enzimas dependentes do CYP 450 7- pentoxiresorufina-odealquilase e 7-etoxiresorufina-o-desmetilase em todas as regiões do cérebro após a exposição ao stress isoladamente e com ambas as doses de BME, embora a magnitude da indução observada tenha sido menor com uma dose mais elevada da mesma. Assim, sugeriu-se que a BME preparava o cérebro para o stress, armazenando estas enzimas úteis mesmo antes de condições stressantes e que a nossa suscetibilidade ao stress poderia ser reduzida através da utilização desta erva medicinal. Especulou-se que esta indução pode ser uma resposta adaptativa ao stress que necessita de mais investigação. O nível de superóxido dismutase (SOD) também aumentou no cérebro nos grupos pré-tratados com BME. Os dados indicaram que a BME tem um potencial para modular as actividades de Hsp70, CYP 450 e SOD, permitindo assim que o cérebro esteja preparado para agir sob condições adversas como o stress.

5.5.8 Efeitos endócrinos

A BME (200 mg/kg por via oral) aumentou a hormona da tiroide, T4, em 41% nos ratos. O T3 não foi estimulado, sugerindo que o extrato pode estimular diretamente a síntese e/ou a libertação de T4 ao nível glandular, sem afetar a conversão de T4 em T3. As BMEs causaram uma supressão reversível da espermatogénese e da fertilidade. O tratamento causou redução na motilidade e viabilidade dos espermatozóides e reduziu o número de espermatozóides no epidídimo caudal e no testículo, e causou alterações nos túbulos somníferos em ratos.

5.5.9 Efeitos de abstinência da morfina

O efeito do extrato alcoólico da planta inteira da BM (*Scrophulariaceae*) na retirada da morfina foi avaliado *in vitro* no íleo da cobaia. Após 4 minutos de exposição *in vitro* à morfina, a adição de naloxona induziu uma forte contração, a adição de várias concentrações do extrato alcoólico de BM (100-1000 ug/ml) 15 minutos antes da exposição à morfina reduziu a contração induzida pela naloxona de uma forma dependente da dose. Os resultados sugerem que o extrato de BM pode ser útil na redução dos sintomas de abstinência induzidos pela morfina.

5.5.10 Efeitos de eliminação de radicais livres

A BM é um medicamento ayurvédico, utilizado clinicamente para melhorar a memória, a epilepsia, a insónia e como sedativo ligeiro. Neste trabalho, foi investigada a capacidade de eliminação de radicais livres de um extrato de metanol de BM e o efeito na clivagem do ADN induzida pela fotólise ultravioleta H202. Além disso, foi examinado se este extrato de planta pode reduzir a citotoxicidade induzida por peróxido de hidrogénio e os danos no ADN em fibroblastos humanos não imobilizados. Mostrou uma capacidade de eliminação de radicais livres dependente da dose e um efeito protetor na clivagem do ADN. Estes resultados foram confirmados por um efeito protetor significativo na citotoxicidade induzida por H2O2 e nos danos no ADN em fibroblastos humanos não imortalizados. A capacidade antioxidante do BM pode explicar, pelo menos em parte, os efeitos anti-stress, imunomoduladores, facilitadores da cognição, anti-inflamatórios e anti-envelhecimento por ele produzidos em animais experimentais e em situações clínicas e pode justificar uma investigação mais aprofundada das suas outras propriedades benéficas. Além disso, estas provas experimentais sugerem que, devido à sua atividade antioxidante, este medicamento ayurvédico pode ser útil no tratamento de patologias humanas, nas quais a produção de radicais livres desempenha um papel importante.

5.5.11 Atividade promotora do crescimento do cabelo.

Óleo capilar à base de plantas formulado a partir de extrato alcoólico *de Emblica officinalis*, BM, e *Cyperus rotundus* ou como medicamento completo. O óleo capilar foi preparado individualmente e numa concentração variável das três ervas e de uma mistura das três ervas numa proporção fixa, utilizando óleo de coco como

base. Foram avaliadas as propriedades físicas, químicas e de crescimento capilar do óleo formulado em concentrações variáveis, aplicando-o topicamente na pele rapada de ratos albinos. Foram efectuados testes primários de irritação da pele e de comprimento do pelo, e o crescimento do pelo foi comparado com a solução etanólica padrão de minoxidil a 2%, utilizando ratos albinos saudáveis. Observou-se que a formulação de óleo capilar apresentou o melhor resultado entre as outras formulações avaliadas, mostrando um aumento do tamanho folicular e o prolongamento da fase anagénica.

5.5.12 Efeito antimicrobiano

A atividade antibacteriana da BM foi analisada para diferentes estirpes bacterianas utilizando metanol, etanol, clorofórmio e éter de petróleo. O rastreio fitoquímico foi levado a cabo para conhecer os compostos responsáveis por estas actividades. Os extractos de metanol, etanol e clorofórmio foram testados contra *Bacillus amyloliquefaciens* (MTCC 1270), *Streptococcus pyogens* (MTCC 1923), *Vulgarica*, *Bacillus megaterium* (MTCC 3353), *Aspergillus niger* (MTCC 281), *Bacillus pumilus*, *Salmonella typhi*, *Bacillus subtilis* e *Micrococcus luteus*. A suscetibilidade das bactérias aos extractos brutos, com base nas zonas de inibição do crescimento, variou de acordo com o microrganismo e o solvente de extração. Na maioria das plantas acima mencionadas, o extrato de metanol produziu a atividade mais elevada. Com base nos resultados obtidos, pode concluir-se que o metanol pode ser utilizado para extrair compostos antimicrobianos de

folhas.

5.5.13 Efeitos gastrointestinais

Alguns estudos *in vitro*, em animais e em seres humanos investigaram os efeitos da BME no trato gastrointestinal. Estudos *in vitro* demonstraram uma atividade espasmolítica direta no músculo liso intestinal, através da inibição do influxo de cálcio através dos canais da membrana celular. Esta propriedade sugere que a BME pode ser benéfica em condições caracterizadas por espasmos intestinais, como a síndrome do cólon irritável. Os resultados indicaram a ação direta do extrato nos músculos lisos. Além disso, as respostas induzidas pelo cloreto de cálcio observadas nos vasos sanguíneos e no jejuno dos coelhos foram reduzidas na presença da BME (10-700 mcg/mL), o que sugere uma interferência direta no influxo de iões de cálcio. Contudo, uma vez que o extrato não afectou as contracções induzidas pela noradrenalina ou pela cafeína, os autores concluíram que o extrato não tinha um efeito apreciável na mobilização do cálcio intracelular. Com base nos resultados da experiência, postula-se que o efeito espasmolítico da BME nos músculos lisos se deve predominantemente à inibição do influxo de cálcio, aplicável tanto aos canais de cálcio mediados por impulsos eléctricos como aos canais de cálcio mediados por receptores na membrana celular. Estudos *em* animais e *in vitro* sugeriram que a BME pode ter um efeito protetor e curativo nas úlceras gástricas, tendo sido relatados estudos sobre a sua atividade antiulcerogénica. Em ratos, uma BME normalizada para bacosídeo A foi avaliada quanto aos seus efeitos profilácticos e curativos em cinco modelos de úlceras gástricas. Numa dose de 20 mg/kg durante 10 dias, o BME cicatrizou significativamente as úlceras penetrantes induzidas pelo ácido acético, reforçou significativamente a barreira da mucosa e diminuiu a esfoliação da mucosa. O extrato também aliviou as úlceras induzidas pelo stress, como observado por uma redução significativa da LPO na mucosa gástrica do rato. As propriedades antioxidantes do BM e a sua capacidade de equilibrar os níveis de SOD e catalase foram postuladas como responsáveis por este efeito.

5.5.14 Anticonvulsivantes

O extrato vegetal bruto de BM ou bacosídeos também demonstrou uma ação anticonvulsiva, possuindo efeitos neuroprotectores na excitotoxicidade mediada pelo glutamato durante as convulsões e nos danos cognitivos que ocorrem em associação com a epilepsia induzida pela pilocarpina. O extrato etanólico de BM foi testado quanto à sua atividade anticonvulsiva utilizando diferentes modelos convulsivos (pentilenotetrazol, eletrochoque máximo e convulsão induzida por estricnina em ratos, bem como convulsões induzidas por stress hipóxico em ratos e estado epilético induzido por lítio-pilocarpina). O extrato etanólico da BM foi administrado na dose de 50-55 mg/kg por via oral a ratos e ratinhos, respetivamente, 2 e 4 horas antes dos respectivos estímulos convulsivos. O extrato etanólico das folhas produziu uma atividade anticonvulsiva significativa em todos os diferentes modelos estudados com um mecanismo de ação semelhante ao das benzodiazepinas (agonista GABA).

CAPÍTULO 6

MATERIAIS E MÉTODOS

6.1 Material e métodos

A lista dos materiais e instrumentos utilizados na experiência, com o respetivo fabricante.

6.2 Coleção de Bacosídeo Padrão e Formulação à Base de Plantas

Os bacosídeos padrão foram obtidos/procurados no Sisco Research Laboratory. A formulação à base de plantas foi recolhida na cidade de Dhule.

6.3 Substâncias de referência (composto marcador)

Os bacosídeos foram obtidos no Sisco Research Laboratory.

6.4 Conformação do marcador

A conformação do composto marcador foi efectuada utilizando espetroscopia FTIR e comparando os dados obtidos com a literatura.

6.5 Instrumentos

HPTLC - CAMAG, Suíça

Aplicador HPTLC - Linomat 5 CAMAG, Suíça

UHPLC- Thermo fishers Scientifics

6.6 Método I

Desenvolvimento e validação de um método de cromatografia em camada fina de alto desempenho para a estimativa de bacosídeos em extractos e formulações à base de plantas.

Tabela 6.1: Instrumentação do método HPTLC

Instrumento	Modo e marca
Balança de pesagem	Sartorius (EUA)
Ultrasonicador	Rama Enterprises Pvt. Ltd. (Deli - Índia)
Sistema HPTLC	CAMAG (Muttenz, Suíça)
Aplicador	Linomat 5 (Mumbai - Índia)
Scanner	Camag TLC Scanner 3 (Muttenz, Suíça)
Processador de dados	Win CATS (versão 1.3.0) (Muttenz, Suíça)

6.6.1.1 Materiais e reagentes

Para preparar a fase móvel, foram utilizados como solventes o metanol, o etanol, o acetato de etilo, o hexano, o tolueno, o ácido acético e o ácido fórmico. Todos os produtos químicos utilizados eram de grau HPLC (Finar Ltd., Mumbai) e foram utilizados sem qualquer outra purificação.

6.6.1.2 Seleção de solventes

Tendo em conta as caraterísticas do fármaco e as propriedades do solvente, a solubilidade do Bacoside foi verificada em diferentes solventes. Finalmente, o metanol foi selecionado como solvente para dissolver o fármaco.

6.6.1.3 Seleção da fase estacionária

A identificação e determinação do fármaco foram efectuadas em placas TLC (10 cm x 10 cm. espessura da camada 0,2 mm, E-Merck, Darmstadt, Alemanha) de sílica gel 60 F_{254} com suporte de alumínio, pré-lavadas com metanol.

6.6.1.4 Seleção e otimização da fase móvel

Foram experimentados os seguintes solventes para a resolução do Bacosídeo e a seleção do solvente na fase móvel, apresentada na Tabela 6.2

Tabela 6.2: Otimização da fase móvel para identificação e determinação de Bacoside por HPTLC

Sr. n°.	Solventes	Proporção (ml)	R_f de Bacoside
1	Tolueno: Acetato de etilo: Metanol	5:4:1	R_f não adequado

2	Tolueno: Acetato de etilo: Etanol	6:2:2	Rfnão adequado
3	Hexano: Acetato de etilo: Etanol	5:3.5:1.5	Rfnão adequado
4	Hexano: Acetato de etilo: Etanol: Ácido fórmico	4:4:2:0.5	Rfnão adequado
5	Acetato de etilo: Etanol: Ácido fórmico	4:3:2.5:0.5	Rfnão adequado
6	Hexano: Acetato de etilo: Metanol: Ácido fórmico	5.5:2:2:0.5	**Ponto resolvido**

Inicialmente, foram experimentadas diferentes fases móveis, mas observou-se o arrastamento de manchas e o desaparecimento de manchas. Por fim, foi selecionado Hexano: Acetato de etilo: Metanol: Ácido fórmico em proporções variáveis; a fase móvel constituída por (5,5:2:2:0,5) (*v/v*) proporcionou uma boa resolução, um pico nítido e simétrico com um valor de Rf 0,35 para o bacósido.

6.6.1.5 Seleção do comprimento de onda de deteção

Para a identificação de bacósido em dosagens farmacêuticas, foram selecionados máximos de absorção a 278 nm. Por conseguinte, foi selecionado como comprimento de onda de deteção para análise posterior.

6.6.1.6 Instrumentação e condições cromatográficas

A cromatografia foi efectuada numa placa de alumínio de 10 cm x 10 cm revestida com uma camada de 0,2 mm de gel de sílica 60 F254 (E. Merck, Alemanha). As amostras foram aplicadas na placa sob a forma de bandas de 6 mm de largura, utilizando o aplicador Linomat 5 da Camag (Muttenz, Suíça), equipado com uma seringa de 100 ml (Hamilton, Suíça). A taxa de aplicação foi constante a 150 nl sec^{-1} e o espaço entre duas bandas foi de 14 mm. A fase móvel consistiu em Hexano: Acetato de etilo: Metanol: Ácido fórmico (5,5:2:2:0,5). O desenvolvimento linear ascendente da placa foi efectuado numa câmara de vidro de calha dupla previamente saturada com a fase móvel durante 15 minutos à temperatura ambiente (25^0 C ± 2) e humidade relativa de 60 % ± 5. O comprimento do cromatograma foi de aproximadamente 80 mm. Após a revelação, a placa foi retirada e seca em corrente de ar. A leitura densitométrica foi efectuada a 278 nm utilizando o scanner Camag TLC 3.

6.6.1.7 Condições cromatográficas finalizadas para o método HPTLC.

Depois de examinar os resultados das condições experimentais iniciais, as condições cromatográficas finais de trabalho estão resumidas na tabela 3.

Tabela 6.3: Condições cromatográficas finais para o método HPTLC

Parâmetros	Especificações
Fase estacionária	Placas de TLC de sílica gel 60 F254 S com enchimento de alumínio (10^10 cm, espessura da camada 0,2 mm, EMerck, Darmstadt, Alemanha), previamente lavadas com metanol
Fase móvel	Hexano: Acetato de etilo: Metanol: Ácido fórmico (5,5:2:2:0,5)
Saturação da câmara	15 minutos
Distância de migração	80 mm
Ativação da placa pré-lavada	10 minutos
Largura da banda	6 mm
Dimensões da fenda	6,00 x 0,45 mm
Fonte de radiação	Lâmpada de deutério
Comprimento de onda de varrimento	268 nm
Distância entre bandas	14,0 mm

6.6.1.8 Preparação da solução-mãe padrão

Transferiu-se 1 mg de bacosídeo, pesado com exatidão, para um balão volumétrico de 10 ml e dissolveu-se em 100 ml de metanol para obter uma concentração de 100 ug/ml.

6.6.1.9 Estudo de linearidade do bacósido

Foram aplicados na placa TLC diferentes volumes de 500-3000 ng/ponto de Bacoside com a ajuda de uma seringa de microlitros, utilizando o aplicador de amostras Linomat 5. A placa foi revelada e analisada nas condições cromatográficas acima estabelecidas. A área do pico foi registada para cada concentração do fármaco; as observações são apresentadas no quadro 6 e a curva de calibração foi representada como concentração *Vs* área do pico **Fig. 8.1.**

6.6.1.10 Análise da formulação farmacêutica/à base de plantas

Para determinar a concentração de Bacoside em comprimidos, o conteúdo de Dez comprimidos (Bacopa 500 mg Tablet; Fabricado por Merlion Naturals) foi pesado, o seu peso médio foi determinado e foram finamente esmagados e pesados. O pó equivalente a 10 mg de Bacoside foi pesado. O Bacósido do pó foi extraído com metanol. Para assegurar a extração completa do bacósido, foi submetido a ultra-sons durante 30 minutos e o volume foi aumentado para 100 ml. A solução resultante foi filtrada com um filtro de 0,45 mm (Millifilter, Milford, MA). A solução acima referida (10 ^L, 1000 ng por ponto) foi aplicada numa placa TLC, seguida de revelação e digitalização. A análise foi repetida em triplicado. A concentração foi determinada por equação de regressão; a percentagem de desvio-padrão relativo não deve ser superior a 2,0%.

6.6.2 Validação

O método foi validado de acordo com as diretrizes da ICH.

6.6.2.1 Exatidão

As experiências de recuperação foram efectuadas a três níveis diferentes, ou seja, 50, 100 e 150 %. Para as soluções de amostra pré-analisadas, uma quantidade conhecida de solução padrão de medicamento de Bacoside foi sobreposta em três níveis diferentes. O cromatograma foi desenvolvido e analisado.

6.6.2.2 Precisão (precisão intradiária e interdiária)

A precisão do método foi determinada como variações intra-dia e inter-dia. A variação intradiária foi determinada através da análise de 1500, 2000, 2500 ng/ponto de solução padrão de Bacoside três vezes no mesmo dia. A precisão inter-dia foi determinada através da análise de 1500, 2000, 2500 ng/spot da solução padrão de Bacoside durante três dias consecutivos ao longo de um período de uma semana.

6.6.2.3 Repetibilidade

A repetibilidade da aplicação da amostra foi avaliada através da colocação de 15 |iL contendo 1500 ng/spot de Bacoside padrão numa placa TLC em triplicado; revelação e digitalização. A mancha separada foi analisada 6 vezes sem alterar as posições da placa. A % RSD não deve ser superior a 2%.

6.6.2.4 Sensibilidade

A sensibilidade das medições de Bacoside utilizando o método proposto foi estimada em termos do limite de deteção (LD) e do limite de quantificação (LQ). O LOD e o LOQ foram calculados utilizando a equação LOD = 3,3 x N/B e LOQ = 10 x N/B, em que "N" é o desvio-padrão das áreas dos picos dos fármacos (n = 3), considerado como uma medida de ruído, e "B" é o declive da curva de calibração correspondente.

6.6.2.5 Robustez

A robustez do método proposto foi estudada por dois analistas diferentes, utilizando as mesmas condições experimentais e ambientais. A banda de 1500 ng/banda de Bacoside foi aplicada em placas HPTLC. O desenvolvimento e a varrimento das bandas foram efectuados como descrito acima. Este procedimento foi repetido em triplicado; a % RSD não deve ser superior a 2%.

6.6.2.6 Robustez

A robustez do método foi estudada através de alterações deliberadas de alguns parâmetros, *nomeadamente a* alteração da composição da fase móvel **e** a estabilidade da solução de reserva. Os efeitos nos resultados foram estudados através da aplicação de 1000,0 ng/banda de bacosídeo, tendo sido alterado um fator de cada vez para estimar o efeito.

6.7 Método II

Desenvolvimento e validação de método analítico para determinação de Bacosídeos em extrato e formulação herbácea por RP- UHPLC.

Tabela 6.4: Instrumentação do sistema UHPLC

Instrumento	Modo e marca
Sistema HPLC	Thermo Scientific, sistema Vanquish UHPLC
Bomba	Bomba quaternária
Detetor	UV Visível
Processador de dados	Chromeleon 7.2

Os bacosídeos foram obtidos no Sisco Research Laboratory. Este medicamento foi utilizado como padrão de trabalho. Todos os produtos químicos utilizados eram de grau HPLC, sem qualquer outra purificação. Foi utilizada água bidestilada para a preparação da fase móvel.

6.7.1.1 Seleção do modo cromatográfico

A Cromatografia Líquida de Alta Eficiência de Fase Reversa foi selecionada para o desenvolvimento.

6.7.1.2 Otimização do comprimento de onda de deteção

O detetor de UV foi selecionado por ser fiável e fácil de ajustar ao comprimento de onda correto. Uma concentração fixa de analito foi medida em diferentes comprimentos de onda. O espetro do Bacoside foi obtido a 278 nm.

6.7.1.3 Seleção da fase móvel

A seleção foi feita com base numa pesquisa bibliográfica. Depois de avaliar a solubilidade do fármaco em diferentes solventes, bem como devido à pesquisa bibliográfica; Acetonitrilo: Metanol:0,1 % Ortofosfórico.

6.7.1.4 Seleção do método cromatográfico

ENSAIO 1:

No primeiro ensaio, foram estabelecidas condições extremas de parâmetros como 100 % de fase orgânica, caudal de 1,0 ml/min, uma fase estacionária com elevada carga de carbono e o detetor de UV. As condições do ensaio são as seguintes

Condições cromatográficas

Sistema HPLC	Sistema Vanquish UHPLC
Coluna	C18 (250 x 4,6 mm, 5μ)
Fase móvel	Acetonitrilo: Metanol: Água (0,1 % OPA) (60:25:15, v/v)
Caudal	1,0 ml /min.
Modo de bomba	Isocrático
Volume de injeção	10 μl
Comprimento de onda	2780 nm
Temperatura da coluna	25°C
Tempo de execução	20 min

TESTE 2:

No segundo ensaio, foram estabelecidas condições extremas de parâmetros como 100 % de fase orgânica, caudal de 1,0 ml/min, uma fase estacionária com elevada carga de carbono e o detetor de UV. As condições do ensaio são as seguintes

Condições cromatográficas

Sistema HPLC	Sistema Vanquish UHPLC
Coluna	C18 (250 x 4,6 mm, 5µ)
Fase móvel	Acetonitrilo: Metanol: Tampão de fosfato pH 6,5 (50:40:10, v/v)
Caudal	1,0 ml /min.
Modo de bomba	Isocrático
Volume de injeção	10 µl
Comprimento de onda	278 nm
Coluna temperatura	25°C
Tempo de execução	20 min

ENSAIO 3:

No terceiro ensaio, foram estabelecidas condições extremas de parâmetros como 100 % de fase orgânica, caudal de 1,0 ml/min, uma fase estacionária com elevada carga de carbono e o detetor de UV. As condições do ensaio são as seguintes

Condições cromatográficas

Sistema HPLC	Sistema Vanquish UHPLC
Coluna	C18 (250 x 4,6 mm, 5µ)
Fase móvel	Acetonitrilo: Metanol (70:30, v/v)
Caudal	1,0 ml /min.
Modo de bomba	Isocrático
Volume de injeção	10 µl
Comprimento de onda	278 nm
Temperatura da coluna	25°C
Tempo de execução	20 min

ENSAIO 4:

No quarto ensaio, foram estabelecidas condições extremas de parâmetros como 100 % de fase orgânica, caudal de 1,0 ml/min, uma fase estacionária com elevada carga de carbono e o detetor de UV. As condições do ensaio são as seguintes

Condições cromatográficas

Sistema HPLC	Sistema Vanquish UHPLC
Coluna	C18 (250 x 4,6 mm, 5µ)
Fase móvel	Metanol: 0,1 % OPA (60:40, v/v)
Caudal	1,0 ml /min.
Modo de bomba	Isocrático
Volume de injeção	10 µl
Comprimento de onda	278 nm
Temperatura da coluna	25°C
Tempo de execução	20 min

6.7.1.5 Otimização dos parâmetros cromatográficos

A otimização em HPLC é o processo de identificação de um conjunto de condições que separam eficazmente e permitem a quantificação dos analitos do material endógeno com exatidão, precisão, sensibilidade, especificidade, custo, facilidade e rapidez aceitáveis.

A coluna Zodic C 18 RP-HPLC (4,6 * 250, 5 gm) foi utilizada para a separação do bacósido, o que permite uma resolução e um tempo de execução satisfatórios. A fase móvel foi optimizada com vista à obtenção do bacosídeo. Inicialmente, tentou-se utilizar como fase móvel o acetonitrilo, o metanol e a água em várias proporções, mas observou-se uma diminuição do pico. Tentou-se ajustar o pH da fase aquosa combinando acetonitrilo e água para a resolução do fármaco, mas o problema não foi resolvido. Por fim, obteve-se uma boa resolução e um pico simétrico para o bacosídeo quando se utilizaram modificadores da fase móvel para ajustar o pH com ácido ortofosfórico e uma combinação de acetonitrilo, metanol e água. O caudal da fase móvel foi de 1,5 ml/min. Em condições cromatográficas óptimas, o tempo de retenção do bacosídeo foi de 6,1 min e a deteção foi efectuada a 278 nm.

Tabela 6.5: Condições cromatográficas finais para o método UHPLC

Modo cromatográfico	Condição cromatográfica
Sistema HPLC	Thermo Scientific, sistema Vanquish UHPLC
Bomba	Bomba quaternária
Detetor	UV Visível
Processador de dados	Chromeleon 7.2
Fase estacionária	Coluna Zodic C_{18} RP-HPLC (4,6 * 250, 5 gm)
Fase móvel	Acetonitrilo: Metanol: 0,1 % OPA (60:35:5, v/v)
Comprimento de onda de deteção	278 nm
Caudal	1,5 ml/min
Tamanho da amostra	10 gL

Preparação de soluções-mãe padrão:

Transferir 10 mg de bacosídeo para um balão volumétrico de 10 ml e adicionar 7 ml de mistura de solventes, sonicando durante 15 minutos. Completar o volume com a mistura de solventes e misturar bem. (A concentração de Bacoside foi de 1000 gg/mL).

6.7.1.6 Preparação da amostra
6.7.1.6.1 Formulação farmacêutica/à base de plantas
Foram tomados 10 comprimidos de formulação de Bacoside (Bacopa 500 mg Tablet; Fabricado por Merlion Naturals) (Equivalente a Bacoside). 50 mg de pó da formulação foram transferidos para um balão volumétrico de 50 mL e, em seguida, adicionar 25 mL de mistura de solventes, sonicar durante 25-30 min. com agitação e, em seguida, filtrar utilizando uma membrana de 0,2 p. A amostra filtrada de 1 mL foi colocada num balão volumétrico de 10 mL e completada com diluente e bem misturada. (Conc. 100 pg/mL)

6.7.1.6.2 Otimização do pH da fase móvel
A partir das condições cromatográficas, observou-se que o ácido ortofosfórico era adequado para o bacosídeo.

6.7.1.7 Estudos de linearidade
A partir da solução padrão de reserva, foram transferidas alíquotas para uma série de balões volumétricos de 10 mL e diluídas até à marca com a fase móvel para obter uma concentração final na gama de 10 - 60 pg/mL. Foi injetado um volume constante de cada amostra. Todas as medições foram repetidas cinco vezes para cada concentração e a curva de calibração foi construída traçando a área do pico *em função* da concentração de bacosídeo.

6.7.1.8 Análise da formulação à base de plantas
Para a determinação do teor de Bacosídeo na formulação, vinte comprimidos (alegação do rótulo: 500 mg) foram pesados com exatidão e transformados em pó. Uma quantidade de pó equivalente a 100 mg da formulação foi pesada e transferida para um balão volumétrico de 100 mL contendo cerca de 100 mL de mistura de solventes. A solução foi filtrada com papel de filtro de membrana

de 0,45 p. 1 mL de amostra filtrada foi colocado num balão volumétrico de 10 mL e o volume foi ajustado com diluente e bem misturado. As soluções de amostra foram injectadas na coluna seis vezes. As concentrações foram calculadas a partir da sua curva de linearidade. O desvio padrão relativo não deve ser superior a 2,0%.

6.7.2 Validação

O método proposto foi validado de acordo com a diretriz ICH (Q2A).

6.7.2.1 Exatidão

Foi efectuado um estudo de recuperação utilizando o método de adição padrão a 50%, 100% e 150%; foi adicionada uma quantidade conhecida de bacósido padrão à amostra pré-analisada (10,0 p.g/mL de bacósido) e submetida ao método UHPLC proposto; a recuperação percentual deve situar-se entre 98% e 102%.

6.7.2.2 Precisão

A precisão do método foi verificada através de estudos de repetibilidade e de precisão intermédia. A precisão intradiária foi estudada através da análise de 20, 30, 40 pg/mL de Bacoside três vezes no mesmo dia. A precisão inter-dia foi verificada analisando a mesma concentração em três dias diferentes durante um período de uma semana. A repetibilidade foi medida através da análise de 10 lig/ml de Bacoside por seis vezes. A percentagem de RSD não deve ser superior a 3%.

6.7.2.3 Robustez

A partir das soluções de reserva, foi preparada uma solução de amostra de 60 |ig/mL de Bacoside, que foi analisada por dois analistas diferentes, utilizando condições operacionais e ambientais semelhantes. A área do pico foi medida seis vezes para soluções com a mesma concentração; a % da quantidade encontrada deve situar-se entre 98% e 102%. O desvio padrão relativo não deve ser superior a 2,0%.

6.7.2.4 Robustez

A robustez do método foi estudada através de alterações deliberadas de alguns parâmetros, *nomeadamente* a alteração da composição da fase móvel, a concentração de ácido (modificadores de pH) e o caudal. Os efeitos nos resultados foram estudados injectando 10 |ig/mL de Bacoside; foi alterado um fator de cada vez para estimar o efeito.

6.7.2.5 Sensibilidade

O limite de quantificação é um parâmetro do ensaio quantitativo para baixos níveis de compostos em matrizes de amostras e é utilizado particularmente para a determinação de impurezas e/ou produtos de degradação. O limite de deteção (LOD) e o limite de quantificação (LOQ) foram determinados utilizando as seguintes fórmulas. LOD = 3,3 (DP)/S; LOQ = 10 (DP)/S; em que DP = desvio-padrão da resposta, S = declive da curva de calibração.

6.7.2.6 Estudo da especificidade e seletividade do bacósido

As substâncias a analisar não devem sofrer interferências de outros componentes estranhos e devem ser bem resolvidas a partir deles. A especificidade é um procedimento para detetar quantitativamente a substância a analisar na presença de componentes que se pode esperar que estejam presentes na matriz da amostra, enquanto a seletividade é o procedimento para detetar qualitativamente a substância a analisar na presença de componentes que se pode esperar que estejam presentes na matriz da amostra. O método é bastante seletivo. Não se registou qualquer outro pico interferente em torno do tempo de retenção do bacósido; além disso, a linha de base não apresentou qualquer ruído significativo.

CAPÍTULO 7

RESULTADOS E DISCUSSÃO

7.1 Conformação do marcador

A conformação do composto marcador foi efectuada utilizando espetroscopia FTIR e comparando os dados obtidos com a literatura.

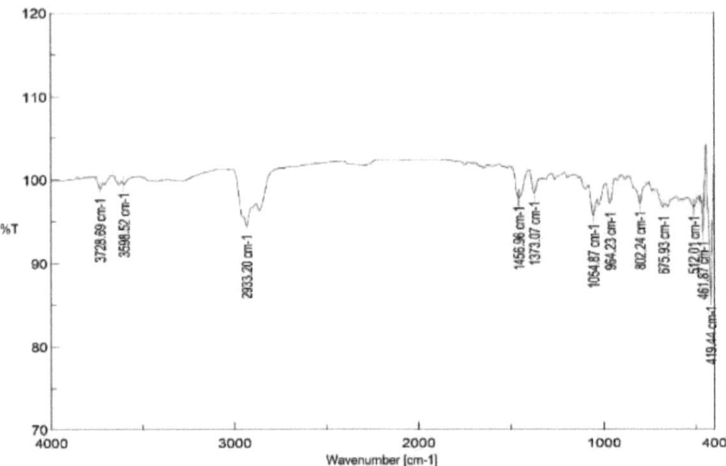

Fig. 7.1 Espectro FTIR do composto marcador (Bacósido A)

> Um pico largo na gama de 3200-3400 cm^{-1} pode ser devido a vibrações de estiramento O-H e N-H, que se encontram habitualmente em muitos compostos orgânicos.

> Um pico a cerca de 1730 cm^{-1} pode ser devido à vibração de estiramento C=O do grupo funcional do éster ou do ácido carboxílico, que pode estar presente em alguns bacósidos.

> Os picos na gama de 1200-1450 cm^{-1} podem ser devidos a vibrações de estiramento C-O e C-C, bem como a vibrações de flexão C-H, que se encontram habitualmente em muitos compostos orgânicos.

7.2 Método I

7.2.1.1 Desenvolvimento e validação do método de cromatografia em camada fina de alto desempenho para a estimativa de bacosídeos no extrato e na formulação à base de plantas.

7.2.1.2 Seleção de solventes

Tendo em conta as caraterísticas do fármaco e as propriedades do solvente, a solubilidade dos bacósidos foi verificada em diferentes solventes. Finalmente, o metanol foi selecionado como solvente para dissolver o fármaco.

7.2.1.3 Seleção da fase estacionária

A identificação e determinação do fármaco foram efectuadas em placas TLC (10 cm x 10 cm. espessura da camada 0,2 mm, E-Merck, Darmstadt, Alemanha) de sílica gel 60 F254 com suporte de alumínio, pré-lavadas com metanol.

7.2.1.4 Seleção e otimização da fase móvel

Foram experimentados os seguintes solventes para a resolução de bacósidos e a seleção do solvente na fase móvel, apresentada na Tabela 7.1

Tabela 7.1: Otimização da fase móvel para identificação e determinação de Bacosídeos

Sr. n°.	Solventes	Proporção $^{(ml)}$	R_f de Bacosídeos

1	Tolueno: Acetato de etilo: Metanol	5:4:1	Rf não adequado
2	Tolueno: Acetato de etilo: Etanol	6:2:2	Rf não adequado
3	Hexano: Acetato de etilo: Etanol	5:3.5:1.5	Rf não adequado
4	Hexano: Acetato de etilo: Etanol: Ácido fórmico	4:4:2:0.5	Rf não adequado
5	Acetato de etilo: Etanol: Ácido fórmico	4:3:2.5:0.5	Rf não adequado
6	Hexano: Acetato de etilo: Metanol: Ácido fórmico	5.5:2:2:0.5	**Ponto resolvido**

Inicialmente, foram experimentadas diferentes fases móveis, mas observou-se o arrastamento de manchas e o desaparecimento de manchas. Por fim, foi selecionado Hexano: Acetato de etilo: Metanol: Ácido fórmico em proporções variáveis; a fase móvel constituída por (5,5:2:2:0,5) (*v/v*) proporcionou uma boa resolução, picos nítidos e simétricos com um valor de 0. Rf 0,35 para o bacósido.

7.2.1.5 Seleção do comprimento de onda de deteção

Para a identificação de bacósido em dosagens farmacêuticas, foram selecionados máximos de absorção a 278 nm. Por conseguinte, foi selecionado como comprimento de onda de deteção para análise posterior.

7.2.1.6 Instrumentação e condições cromatográficas

A cromatografia foi efectuada numa placa de alumínio de 10 cm x 10 cm revestida com uma camada de 0,2 mm de gel de sílica 60 F254 (E. Merck, Alemanha). As amostras foram aplicadas na placa sob a forma de bandas de 6 mm de largura, utilizando o aplicador Linomat 5 da Camag (Muttenz, Suíça), equipado com uma seringa de 100 ml (Hamilton, Suíça). A taxa de aplicação foi constante a 150 nl sec^{-1} e o espaço entre duas bandas foi de 14 mm. A fase móvel consistiu em Hexano: Acetato de etilo: Metanol: Ácido fórmico (5,5:2:2:0,5). O desenvolvimento linear ascendente da placa foi efectuado numa câmara de vidro de calha dupla previamente saturada com a fase móvel durante 15 minutos à temperatura ambiente (25^0 C ± 2) e humidade relativa de 60 % ± 5. O comprimento do cromatograma foi de aproximadamente 80 mm. Após a revelação, a placa foi retirada e seca em corrente de ar. A leitura densitométrica foi efectuada a 278 nm utilizando o scanner Camag TLC 3.

7.2.1.7 Condições cromatográficas finalizadas para o método HPTLC.

Depois de examinar os resultados das condições experimentais iniciais, as condições cromatográficas finais de trabalho estão resumidas na tabela 8.2.

Tabela 7.2: Condições cromatográficas finais para o método HPTLC

Parâmetros	Especificações
Fase estacionária	Placas de TLC de sílica gel 60 F254 S com enchimento de alumínio (10^10 cm, espessura da camada 0,2 mm, EMerck, Darmstadt, Alemanha), previamente lavadas com metanol
Fase móvel	Hexano: Acetato de etilo: Metanol: Ácido fórmico (5,5:2:2:0,5)
Saturação da câmara	15 minutos
Distância de migração	80 mm
Ativação da placa pré-lavada	10 minutos
Largura da banda	6 mm
Dimensões da fenda	6,00 x 0,45 mm
Fonte de radiação	Lâmpada de deutério
Comprimento de onda de varrimento	278 nm
Distância entre bandas	14,0 mm

7.2.1.8 Preparação da solução-mãe padrão

Transferiu-se 1 mg de bacosídeo, pesado com exatidão, para um balão volumétrico de 10 ml e dissolveu-se em 100 ml de metanol para obter uma concentração de 100 ug/ml.

7.2.1.9 Estudo de linearidade dos bacósidos

Foram aplicados na placa TLC diferentes volumes de bacósidos, na gama de 500-3000 ng/ponto, com a ajuda de uma seringa de microlitros, utilizando o aplicador de amostras Linomat 5. A placa foi revelada e analisada nas condições cromatográficas acima estabelecidas. A área do pico foi registada para cada concentração do fármaco; as observações são apresentadas no quadro 8.4 e a curva de calibração foi representada como concentração *Vs* área do pico Fig. 8.3.

Tabela 7.3: Estudo de linearidade dos bacósidos

Sr. Não	Concentração de bacosídeos em [ng/ponto]	Média da área de pico ± S.D. [n = 3]	% R.S.D.
1	500	829.333 ± 2.1602	0.26048
2	1000	1328 ± 2.9439	0.22168
3	1500	1729 ± 6.2361	0.36068
4	2000	2158.33 ± 6.1282	0.28393
5	2500	2563.67 ± 6.1644	0.24045
6	3000	2997 ± 6.1644	0.20569

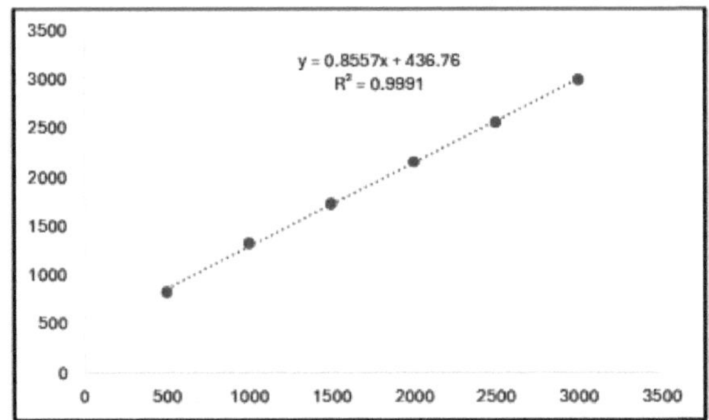

Fig. 7.2: Curva de calibração para bacosídeos

Y= 0,8557x + 436,76; Coeficiente de correlação = 0,9991; Interceção = 436,76, Declive = 0,8557

Critérios de aceitação: O coeficiente de correlação não deve ser inferior a 0,995.

Conclusão: O coeficiente de correlação é de 0,999. Por conseguinte, o método HPTLC para bacosídeos é linear.

7.2.1.10 Análise da formulação farmacêutica/à base de plantas

Para determinar a concentração de Bacoside em comprimidos, o conteúdo de Dez comprimidos (Bacopa 500 mg Tablet; Fabricado por Merlion Naturals) foi pesado, o seu peso médio foi determinado e foram finamente esmagados e pesados. O pó equivalente a 10 mg de Bacoside foi pesado. O Bacósido do pó foi extraído com metanol. Para garantir a extração completa do bacósido, foi submetido a ultra-sons durante 30 minutos e o volume foi aumentado para 100 ml. A solução resultante foi filtrada com um filtro de 0,45 mm (Millifilter, Milford, MA). A solução acima (10^L,

1000 ng por ponto) foi aplicada numa placa de TLC, seguida de revelação e varrimento. A análise foi repetida em triplicado. A concentração foi determinada por equação de regressão; a percentagem de desvio-padrão relativo não deve ser superior a 2,0%.

Tabela 7.4: Análise da formulação por HPTLC

Medicamentos	Quantidade tomada (ng/banda)	Quantidade encontrada (ng)	Montante encontrado %
Formulação	1500	1523.01	101.53
	1500	1493.79	99.58
	1500	1505.48	100.36
	1500	1499.63	99.97
	1500	1497.3	99.82
	1500	1518.33	101.22
	Média ± DP	1506.25 ± 10.85	100.41 ± 0.72
	%RSD	0.7204	0.7204

7.2.2 Validação

O método foi validado de acordo com as diretrizes da ICH.

7.2.2.1 Exatidão

As experiências de recuperação foram efectuadas a três níveis diferentes, ou seja, 50, 100 e 150 %. Para as soluções de amostra pré-analisadas, uma quantidade conhecida de solução de medicamento padrão de Bacosides foi sobreposta em três níveis diferentes. O cromatograma foi desenvolvido e analisado. Os resultados da % de recuperação são apresentados no quadro 7.5.

Quadro 7.5: Resultados dos estudos de recuperação de bacósidos

Medicamentos	Inicial Quantidade [ng]	Quantidade adicionada [ng]	Quantidade recuperada. ± S.D.	% Recuperado	% R.S.D.
	1000	50 %	1512.88 ± 3.0672	100.85	0.20274
Bacosídeos	1000	100 %	2014.61 ± 7.2877	100.73	0.36174
	1000	150 %	2490.24 ± 6.7019	99.61	0.26913

7.2.2.2 Precisão (precisão intra-dia e inter-dia)

A precisão do método foi determinada como variações intra-dia e inter-dia. A variação intradiária foi determinada analisando 1500, 2000, 2500 ng/ponto de solução padrão de Bacosides três vezes no mesmo dia. A precisão inter-dia foi determinada através da análise de 1500, 2000, 2500 ng/spot da solução padrão de Bacosides durante três dias consecutivos ao longo de um período de uma semana.

Quadro 7.6: Resultados dos estudos de precisão para Bacosides (Inter - dia)

Medicamentos	Concentração [ng/ponto]	Inter-dia			
		Área de pico Média ± S.D.	% R.S.D [n = 3]	Montante encontrado	% Montante encontrado
	1500	1729.33 ±3.6817	0.2129	1510.54 ± 4.3026	100.7
Bacosídeos	2000	2158 ± 9.4162	0.4363	2011.5 ± 11.004	100.57
	2500	2563 ± 4.3204	0.1685	2484.8 ± 5.049	99.39

Quadro 7.7: Resultados dos estudos de precisão para Bacosides (Intra - dia)

Medicamentos	Concentração [ng/ponto]	Intradiário			
		Área de pico Média ± S.D.	% R.S.D. [n = 3]	Montante encontrado	% Montante encontrado
Bacosídeos	1500	1725.66 ± 4.6428	0.26904	1506.26 ± 5.4257	100.41
	2000	2169.33 ± 4.9887	0.22997	2024.74 ± 5.8301	101.23
	2500	2571.66 ± 2.0548	0.0799	2494.92 ± 2.4013	99.79

7.2.2.3 Repetibilidade

A repetibilidade da aplicação das amostras foi avaliada através da colocação de 15 |iL contendo 1500 ng/spot de bacósidos padrão numa placa TLC em triplicado; revelação e digitalização. A mancha separada foi analisada 6 vezes sem alterar as posições da placa. A % RSD não deve ser superior a 2%.

Tabela 7.8: Resultados dos estudos de repetibilidade dos bacósidos

Sr. n°.	Volume de aplicação [gL]	Área de Bacosídeos
1	1500	1730
2	1500	1731
3	1500	1735
4	1500	1729
5	1500	1725
	61500	1721
	Média	1728.5
	S.D.	4.4628
	%R.S.D.	0.2581

7.2.2.4 Sensibilidade

A sensibilidade das medições dos bacósidos utilizando o método proposto foi estimada em termos do limite de deteção (LD) e do limite de quantificação (LQ). O LOD e o LOQ foram calculados utilizando a equação LOD = 3,3 x N/B e LOQ = 10 x N/B, em que "N" é o desvio-padrão das áreas dos picos dos fármacos (n = 3), considerado como uma medida de ruído, e "B" é o declive da curva de calibração correspondente. Verificou-se que a equação de linearidade é Y= 0,8557x + 436,76. O LOD e o LOQ para os bacósidos foram determinados em **183,04** ng e **554,66** ng, respetivamente.

Quadro 7.9: Resultados dos estudos de sensibilidade dos bacósidos

Sr. n°.	Volume de aplicação [ng/ponto]	Área de Bacosídeos Média ± DP	% RSD
1	500	829.333 ± 2.1602	0.26048
2	1000	1328 ± 2.9439	0.22168
3	1500	1729 ± 6.2361	0.36068
4	2000	2158.33 ± 6.1282	0.28393
5	2500	2563.67 ± 6.1644	0.24045
6	3000	2997 ± 6.1644	0.20569
LOD = (3,3* DP médio) / Declive			183.04
LOQ = (10* Avg SD) / Declive			554.66

7.2.2.5 Robustez

A robustez do método proposto foi estudada por dois analistas diferentes, utilizando as mesmas condições experimentais e ambientais. A banda de 1500 ng/banda de bacosídeos foi aplicada em placas HPTLC. O desenvolvimento e a varrimento das bandas foram efectuados como descrito acima. Este procedimento foi repetido em triplicado; a % de RSD não deve ser superior a 2%.

Tabela 7.10: Resultados da robustez dos bacósidos

Analista	Quantidade encontrada de bacosídeos (%)	%RSD [n=3]
I	100.66 ± 0.437	0.4341
II	100.365 ± 0.443	0.4414

7.2.2.6 Robustez

A robustez do método foi estudada através da alteração deliberada de alguns parâmetros, *nomeadamente* a alteração da composição da fase móvel e a estabilidade da solução de reserva. Os efeitos nos resultados foram estudados através da aplicação de 1000,0 ng/banda de bacósidos, tendo sido alterado um fator de cada vez para estimar o efeito.

Quadro 7.11: Resultados dos estudos de robustez para os bacósidos

Parâmetros	Bacosídeos	
	DP da área do pico	% RSD
Composição da fase móvel		
a Hexano: Acetato de etilo: Metanol: Ácido fórmico (4.5:2.5:2:0.5)	9.38	3.2
b Hexano: Acetato de etilo: Metanol: Ácido fórmico (5.5:2.5:2:0.5)	15.85	2.9
Volume da fase móvel (mL)		
5	11.65	1.5
8	04.47	2.7
Distância de desenvolvimento (mm)		
70	11.51	2.2
75	16.13	1.8
80	04.05	1.4
Humidade relativa (%)		
55	12.77	0.9
65	10.45	0.5
Duração da saturação (min)		
20	11.35	0.69
25	13.18	0.75
30	4.19	1.59
Ativação de placas TLC pré-lavadas (min)		
08	4.65	1.74
10	5.35	0.98
12	7.47	0.46

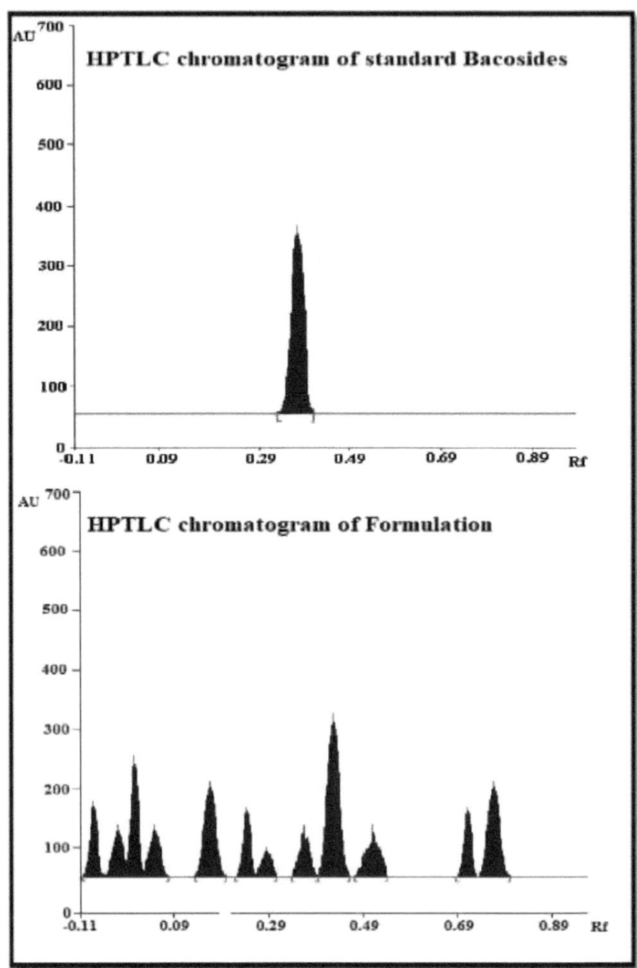

Fig. 7.3: Cromatograma HPTLC dos bacósidos padrão e da formulação

7.3 Método II

7.3.1.1 Desenvolvimento e validação do método analítico para a determinação de bacósidos no extrato e na formulação à base de plantas pelo método RP-UHPLC.

7.3.1.2 Seleção do modo cromatográfico

A Cromatografia Líquida de Alta Eficiência de Fase Reversa foi selecionada para o desenvolvimento.

7.3.1.3 Otimização do comprimento de onda de deteção

O detetor de UV foi selecionado por ser fiável e fácil de ajustar ao comprimento de onda correto. Uma concentração fixa de analito foi medida em diferentes comprimentos de onda. O espetro do Bacoside foi obtido a 278 nm.

7.3.1.4 Seleção da fase móvel

A seleção foi feita com base numa pesquisa bibliográfica. Depois de avaliar a solubilidade do fármaco em diferentes solventes, bem como com base na pesquisa bibliográfica; Acetonitrilo: Metanol:0,1 % Ortofosfórico.

7.3.1.5 Seleção do método cromatográfico

7.3.1.5.1 ENSAIO 1:

No primeiro ensaio, foram estabelecidas condições extremas de parâmetros como 100 % de fase orgânica, caudal de 1,0 ml/min, uma fase estacionária com elevada carga de carbono e o detetor de UV. As condições do ensaio são as seguintes

Condições cromatográficas

Sistema HPLC	Sistema Vanquish UHPLC
Coluna	C_{18} (250 x 4,6 mm, 5μ)
Fase móvel	Acetonitrilo: Metanol: Água (0,1 % OPA) (60:25:15, v/v)
Caudal	1,0 ml /min.
Modo de bomba	Isocrático
Volume de injeção	10 μl
Comprimento de onda	2780 nm
Temperatura da coluna	25°C
Tempo de execução	20 min

7.3.1.5.2 ENSAIO 2:

No segundo ensaio, foram estabelecidas condições extremas de parâmetros como 100 % de fase orgânica, caudal de 1,0 ml/min, uma fase estacionária com elevada carga de carbono e o detetor de UV. As condições do ensaio são as seguintes

Condições cromatográficas

Sistema HPLC	: Sistema Vanquish UHPLC
Coluna	: C_{18} (250 x 4,6 mm, 5 μ)
Fase móvel	: Acetonitrilo: Metanol: Tampão de fosfato pH 6,5 (50:40:10, v/v)
Caudal	: 1,0 ml /min.
Modo de bomba Volume de injeção	Isocrático
Comprimento de onda Temperatura da	10 μl
coluna Tempo de execução	278 nm
	25°C
	20 min

7.3.1.5.3 ENSAIO 3:

No terceiro ensaio, foram estabelecidas condições extremas de parâmetros como 100 % de fase orgânica, caudal de 1,0 ml/min, uma fase estacionária com elevada carga de carbono e o detetor de UV. As condições do ensaio são as seguintes

Condições cromatográficas

Sistema HPLC	Sistema Vanquish UHPLC
Coluna	C_{18} (250 X 4,6 mm, 5μ)
Fase móvel	Acetonitrilo: Metanol (70:30, v/v)
Caudal	1,0 ml /min.
Modo de bomba Volume de injeção	Isocrático
Comprimento de onda Temperatura da	10 μl

coluna Tempo de execução | 278 nm
25°C
20 min

7.3.1.5.4 ENSAIO 4:

No quarto ensaio, foram estabelecidas condições extremas de parâmetros como 100 % de fase orgânica, caudal de 1,0 ml/min, uma fase estacionária com elevada carga de carbono e o detetor de UV. As condições do ensaio são as seguintes

Condições cromatográficas

Sistema HPLC	Sistema Vanquish UHPLC
Coluna	C_{18} (250 x 4,6 mm, 5μ)
Fase móvel	Metanol: 0,1 % OPA (60:40, v/v)
Caudal	1,0 ml /min.
	Isocrático
Modo de bomba Volume de injeção	10 μl
Comprimento de onda	278 nm
Temperatura da coluna	25°C
Tempo de execução	20 min

7.3.1.6 Otimização dos parâmetros cromatográficos

A otimização em HPLC é o processo de identificação de um conjunto de condições que separam eficazmente e permitem a quantificação dos analitos do material endógeno com exatidão, precisão, sensibilidade, especificidade, custo, facilidade e rapidez aceitáveis.

A coluna Zodic C $_{18}$ RP-HPLC (4,6 * 250, 5 gm) foi utilizada para a separação do bacósido, o que permite uma resolução e um tempo de execução satisfatórios. A fase móvel foi optimizada com vista à obtenção do bacosídeo. Inicialmente, tentou-se utilizar como fase móvel o acetonitrilo, o metanol e a água em várias proporções, mas observou-se uma diminuição do pico. Tentou-se ajustar o pH da fase aquosa combinando acetonitrilo e água para a resolução do fármaco, mas o problema não foi resolvido. Por fim, obteve-se uma boa resolução e um pico simétrico para o bacosídeo quando se utilizaram modificadores da fase móvel para ajustar o pH com ácido ortofosfórico e uma combinação de acetonitrilo, metanol e água. O caudal da fase móvel foi de 1,5 ml/min. Em condições cromatográficas óptimas, o tempo de retenção do bacosídeo foi de 6,1 min e a deteção foi efectuada a 278 nm.

Tabela 7.12: Condições cromatográficas finais para o método UHPLC

Modo cromatográfico	Condição cromatográfica
Sistema HPLC	Thermo Scientific, sistema Vanquish UHPLC
Bomba	Bomba quaternária
Detetor	UV Visível
Processador de dados	Chromeleon 7.2
Fase estacionária	Coluna Zodic C_{18} RP-HPLC (4,6 * 250, 5 gm)
Fase móvel	Acetonitrilo: Metanol: 0,1 % OPA (60:35:5, v/v)
Comprimento de onda de deteção	278 nm
Caudal	1,5 ml/min
Tamanho da amostra	10 gL

7.3.1.7 Preparação de soluções-mãe padrão:

Transferir 10 mg de bacosídeos para um balão volumétrico de 10 ml e adicionar 7 ml de mistura de solventes, sonicando durante 15 minutos. Completar o volume com a mistura de solventes e misturar bem. (A concentração de bacósidos foi de 1000 gg/mL).

Preparação da amostra

7.3.1.8 Formulação farmacêutica/fitoterápica

Foram tomados 10 comprimidos de formulação de Bacoside (Bacopa 500 mg Tablet; Fabricado por Merlion Naturals) (Equivalente a Bacoside). 50 mg de pó da formulação foram transferidos para um balão volumétrico de 50 mL e, em seguida, adicionar 25 mL de mistura de solventes, sonicar durante 25-30 min. com agitação e, em seguida, filtrar utilizando uma membrana de 0,2 LI. A amostra filtrada de 1 mL foi colocada num balão volumétrico de 10 mL e completada com diluente e bem misturada. (Conc. 100 |ig/mL)

7.3.1.9 Otimização do pH da fase móvel

A partir das condições cromatográficas, observou-se que o ácido ortofosfórico era adequado para o bacosídeo.

7.3.1.10 Estudos de linearidade

A partir da solução padrão de reserva, foram transferidas alíquotas para uma série de balões volumétricos de 10 mL e diluídas até à marca com a fase móvel para obter uma concentração final na gama de 10 - 60 Lig/ml. Foi injetado um volume constante de cada amostra. Todas as medições foram repetidas cinco vezes para cada concentração e a curva de calibração foi construída traçando a área do pico *em função* da concentração de bacosídeos. As observações são apresentadas no Quadro 7.13, enquanto as curvas de calibração são apresentadas na Fig. 7.4.

Tabela 7.13: Estudo de linearidade de bacosídeos (UHPLC)

N.º Sr.	Concentração de Bacosídeos [pg/mL]	Área de pico (mAU*min) [Média ± DP; n = 3]	% RSD
1	10	1.4343 ± 0.005	0.3509
2	20	2.9883 ± 0.003	0.1022
3	30	4.791 ± 0.0163	0.3416
4	40	6.5146 ± 0.0045	0.0692
5	50	8.316 ± 0.0085	0.1027
6	60	10.2256 ± 0.0295	0.2891

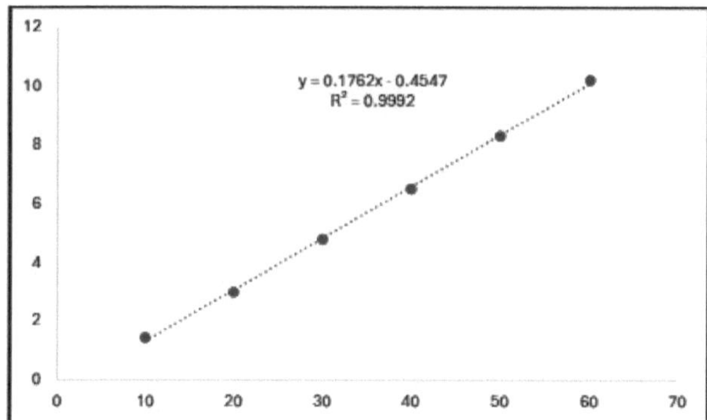

Fig. 7.4: Curva de calibração de bacosídeos

Y = 0,1762x - 0,4547;

Onde, Coeficiente de correlação = 0,9998, Inclinação = 0,1762; Interceção = -0,4547

Critérios de aceitação: O coeficiente de correlação não deve ser inferior a 0,995.

Conclusão: O coeficiente de correlação é de 0,9992. Por conseguinte, o método UHPLC para bacosídeos é linear.

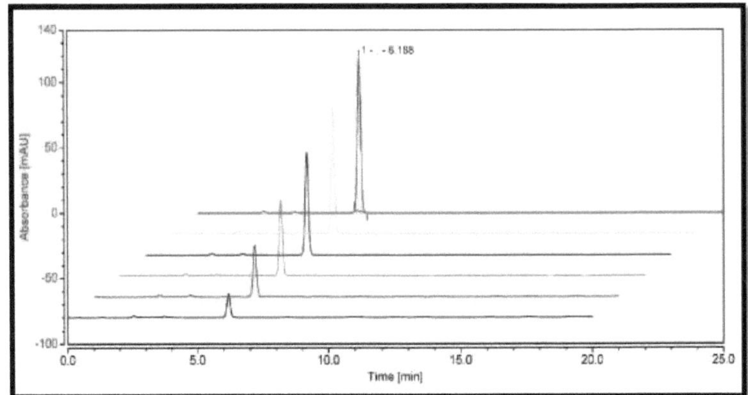

Fig. 7.5: Gráfico de calibração RP-UHPLC dos bacósidos

7.3.1.11 Análise da formulação à base de plantas

Para a determinação do teor de Bacosídeo na formulação, foram pesados com exatidão e pulverizados vinte comprimidos (500 mg). Uma quantidade de pó equivalente a 100 mg da formulação foi pesada e transferida para um balão volumétrico de 100 mL contendo cerca de 100 mL de mistura de solventes. A solução foi filtrada através de papel de filtro de membrana de 0,45 LI. 1 mL de amostra filtrada foi colocado num balão volumétrico de 10 mL e o volume foi ajustado com diluente e bem misturado. As soluções das amostras foram injectadas na coluna seis vezes. As concentrações foram calculadas a partir da sua curva de linearidade. O desvio padrão relativo não deve ser superior a 2,0%. Os resultados são apresentados na tabela 7.14.

Tabela 7.14: Análise da formulação por UHPLC

Medicamentos	Quantidade tomada $\wedge g/^{(mL)}$	Quantidade encontrada |p.g/niL|	Montante encontrado %
	20	19.52	97.60
	20	19.36	96.84
	20	19.51	97.55
Bacosídeos	20	19.58	97.91
	20	19.49	97.49
	20	19.58	97.91
Média ± DP		19.51 ± 0.0721	97.55 ± 0.36
%RSD		0.37	0.37

7.3.2 Validação

O método proposto foi validado de acordo com a diretriz ICH (Q2A).

7.3.2.1 Exatidão

Foi efectuado um estudo de recuperação utilizando o método de adição padrão a 50%, 100% e 150%; uma quantidade conhecida de bacósidos padrão foi adicionada à amostra pré-analisada (10,0 Lig/ml. de bacósidos) e submetida ao método UHPLC proposto; a recuperação percentual deve situar-se entre 98% e 102%; os resultados são apresentados na tabela 7.15.

Quadro 7.15: Resultados dos estudos de recuperação de bacósidos

Medicamentos	Quantidade inicial l^g l$^{/mL}$	Excesso de medicamento	Quantidade recuperada ±	Recuperação [%]	%RSD [n = 3]

		adicionado à substância a analisar [%]	S.D [Hg/mL]		
Bacosídeos	10	50	14.77 ± 0.2301	98.50	1.5575
	10	100	20.10 ± 0.0353	100.51	0.176
	10	150	25.07 ± 0.0420	100.31	0.1676

7.3.2.2 Precisão

A precisão do método foi verificada através de estudos de repetibilidade e de precisão intermédia. A precisão intradiária foi estudada analisando 20, 30, 40 |ig/mL de bacósidos por três vezes no mesmo dia. A precisão interdiária foi verificada analisando a mesma concentração em três dias diferentes durante um período de uma semana. A repetibilidade foi medida através da análise de 10 Lig/ml de Bacosides por seis vezes. A % RSD não deve ser superior a 3%. Os resultados são apresentados no quadro e a repetibilidade é apresentada nos quadros 7.16 e 7.17.

Tabela 7.16: Resultados do estudo de precisão para Bacosídeos

Droga	Conc. [^g/mL]	Intra -dia Quantidade encontrada |p.g/mL| [n = 3]		Inter-dia Quantidade encontrada [y,g/mL] [n = 3]	
		Média	% RSD	Média	% RSD
Bacosídeos	20	19.5216 ± 0.0185	0.0949	19.5272 ± 0.0349	0.1791
	30	29.7807 ± 0.0219	0.0735	29.7883 ± 0.0231	0.0777
	40	39.5916 ± 0.0162	0.0411	39.5178 ± 0.0687	0.174

Tabela 7.17: Resultados do estudo de repetibilidade para bacósidos

Sr. nº.	Conc. (y.g/mL)	Montante encontrado
1	30	29.6804
2	30	29.8280
3	30	29.8791
4	30	29.8507
5	30	29.8166
6	30	29.8110
Média		29.81101022
S.D.		0.0626
%R.S.D.		0.0250

7.3.2.3 Robustez

A partir das soluções de reserva, foi preparada uma solução de amostra de 60 |ig/mL de bacósidos, que foi analisada por dois analistas diferentes, utilizando condições operacionais e ambientais semelhantes. A área do pico foi medida seis vezes para soluções com a mesma concentração; a % da quantidade encontrada deve situar-se entre 98% e 102%. O desvio padrão relativo da % não deve ser superior a 2,0%. Os resultados são apresentados no quadro 7.18.

Tabela 7.18: Resultados do estudo da robustez Bacosídeos

Medicamentos	Quantidade em ng/ml	Quantidade encontrada [n = 6] Média ± DP		% Quantidade encontrada [n = 6]		% RSD	
		Analista I	Analista II	Analista I	Analista II	Analista I	Analista II

| Bacosídeos | 60 | 60.21 ± 0.2282 | 60.42 ± 0.0467 | 100.36 ± 0.3803 | 100.711 ± 0.0779 | 0.379 | 0.077 |

7.3.2.4 Robustez

A robustez do método foi estudada através da alteração deliberada de alguns parâmetros, *nomeadamente* a alteração da concentração de ácido (modificadores de pH) e o caudal. Os efeitos nos resultados foram estudados injectando 10 |ig/mL de bacosídeos; foi alterado um fator de cada vez para estimar o efeito.

Quadro 7.19: Resultados dos estudos de robustez Bacosídeos

Parâmetros	Bacosídeos Rt
Alteração do pH	
5.5	5.7
6.0	7.8
7.0	6.8
Alteração do caudal	
0,8 ml/min	12.6
1,2 ml/min	7.6
1,8 ml/min	5.4

7.3.2.5 Sensibilidade

O limite de quantificação é um parâmetro do ensaio quantitativo para baixos níveis de compostos em matrizes de amostras e é utilizado particularmente para a determinação de impurezas e/ou produtos de degradação. O limite de deteção (LOD) e o limite de quantificação (LOQ) foram determinados utilizando as seguintes fórmulas. LOD = 3,3 (SD)/S; LOQ = 10 (SD)/S; em que SD = desvio-padrão da resposta, S = declive da curva de calibração. Verificou-se que o LOD e o LOQ eram 18,03 |ig e 54,63 |ig para os bacosídeos.

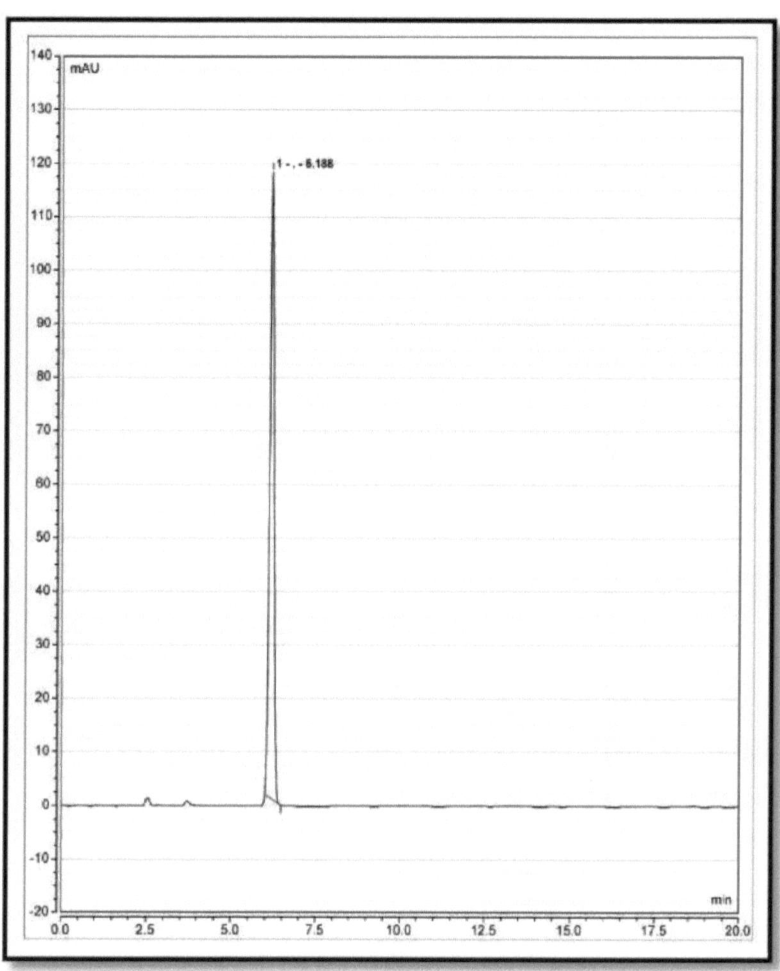

Fig. 7.6: Gráfico RP-HPLC dos bacósidos padrão

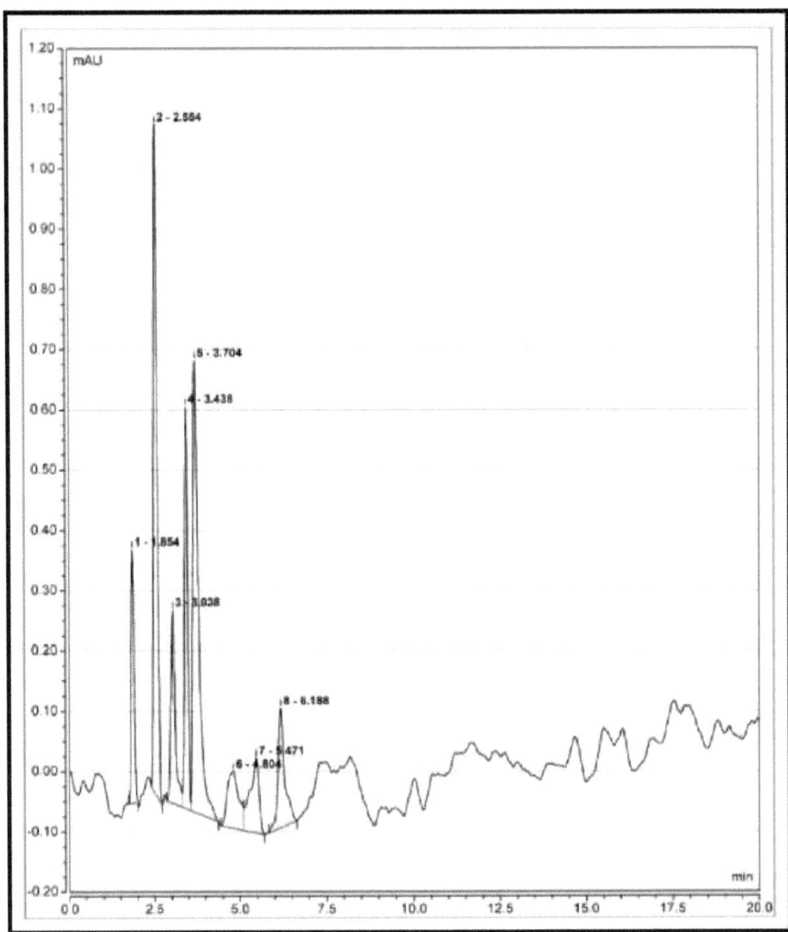

Fig. 7.7: Gráfico RP-HPLC da Formulação

7.3.2.6 Especificidade e seletividade

As substâncias a analisar não devem sofrer interferências de outros componentes estranhos e devem ser bem resolvidas a partir deles. A especificidade é um procedimento para detetar quantitativamente as substâncias a analisar na presença de componentes que se pode esperar que estejam presentes na matriz da amostra, enquanto a seletividade é o procedimento para detetar qualitativamente as substâncias a analisar na presença de componentes que se pode esperar que estejam presentes na matriz da amostra.

O método é bastante seletivo. Não se registou qualquer outro pico interferente em torno do tempo de retenção de ambos os bacósidos; além disso, a linha de base não apresentou qualquer ruído significativo.

CAPÍTULO 8

RESUMO E CONCLUSÃO

8.1 verão

A Bacopa monnieri é uma erva nootrópica distribuída pelas zonas húmidas quentes do mundo. *A B. monnieri* tem várias propriedades medicinais, e estes aspectos medicinais são discutidos em várias revisões. O presente artigo é concebido no contexto da neuroprotecção por esta erva e pelos seus principais constituintes activos. Os antigos eruditos védicos utilizavam frequentemente *B. monnieri* para memorizar longos hinos e escrituras sagradas. Na Índia, nas receitas ayurvédicas, *B. monnieri* tem sido consumido como "medhyarasayana" (em sânscrito, "medhya" - intelecto ou cognição, "rasayana" - rejuvenescimento). Muitas preparações ayurvédicas prescritas para as disfunções cognitivas contêm *B. monnieri* como principal constituinte. No Charaka Samhita (século VI d.C.), *o B. monnieri* é mencionado como um medicamento para o tratamento de disfunções mentais, como a ansiedade, a falta de cognição e a falta de concentração. *A B. monnieri* produz vários metabolitos, como saponinas, alcalóides e esteróis. Os principais constituintes activos de *B. monnieri* são saponinas triterpenóides do tipo dammarano, conhecidas como bacósidos, com jujubogenina ou pseudo jujubogenina como unidades agliconas. Os bacósidos são conhecidos pelas suas actividades nootrópicas e por várias outras actividades biológicas.

8.2 Método I

Desenvolvimento e validação de um método de cromatografia em camada fina de alto desempenho para a estimativa de bacosídeos em extractos e formulações à base de plantas.

A cromatografia foi efectuada numa placa de alumínio de 10 cm x 10 cm revestida com uma camada de 0,2 mm de gel de sílica 60 F254. As amostras foram aplicadas na placa como bandas de 6 mm de largura, utilizando o aplicador Linomat 5 da Camag (Muttenz, Suíça) equipado com uma seringa de 100 Щ. A taxa de aplicação foi constante a 150 nl sec^{-1} e o espaço entre duas bandas foi de 14 mm. A fase móvel consistiu em Hexano: Acetato de etilo: Metanol: Ácido fórmico (5,5:2:2:0,5). O desenvolvimento linear ascendente da placa foi efectuado numa câmara de vidro de calha dupla previamente saturada com a fase móvel durante 15 minutos à temperatura ambiente (25^0 C ± 2) e humidade relativa de 60 % ± 5. O comprimento do cromatograma foi de aproximadamente 80 mm. Após a revelação, a placa foi retirada e seca em corrente de ar. A leitura densitométrica foi efectuada a 278 nm utilizando o scanner Camag TLC 3 (Hamilton, Suíça).

Para a análise HPTLC, foram inicialmente experimentadas várias fases móveis na tentativa de obter a melhor separação e resolução dos bacósidos; fase móvel constituída por Tolueno: Acetato de etilo: Metanol, Tolueno: Acetato de etilo: Etanol, Hexano: Acetato de etilo: Etanol, Hexano: Acetato de etilo: Etanol: Ácido fórmico em várias concentrações. Um comprimento de onda de absorção significativo de cerca de 278 nm foi selecionado como comprimento de onda de deteção de Bacosides e da forma de dosagem à base de plantas de Bacosides. O FR médio é de 0,35. A curva de calibração foi linear na gama de concentrações de 5003000 ng/ponto e o coeficiente de correlação é de 0,9991. O limite de deteção foi calculado, tendo-se verificado que era de 183,04 ng e o limite de quantificação de 554,66 ng. Os valores de precisão intra-dia e inter-dia (%RSD) foram calculados e situam-se nos limites aceitáveis (<2%) para os Bacosides. A exatidão dos bacósidos foi avaliada pelos estudos de recuperação percentual a níveis de concentração de 50, 100 e 150% e verificou-se que se situava nos limites aceitáveis de 98,0% - 102,0% (<2%). Isto indicou que não houve interferência dos excipientes presentes na formulação. A robustez do método proposto foi determinada com a ajuda de dois analistas diferentes e os resultados foram avaliados pelo valor %RSD, que se situou num intervalo aceitável (E. Merck, Alemanha).

8.3 Método II

Desenvolvimento e validação de método analítico para determinação de Bacosídeos em extrato e formulação herbácea por RP- UHPLC.

Foi desenvolvido e validado um método RP-UHPLC para a determinação de bacósidos em formulações à base de plantas. A análise UHPLC foi efectuada na coluna Zodic c18 RP-HPLC, (250 mm x 4,6 mm i.d., 5 |im) em modo isocrático, à temperatura ambiente, utilizando Acetonitrilo: Metanol: 0,1 % OPA (60:35:5, v/v) como fase móvel; o caudal foi fixado em 1,5 mL/min. A deteção foi efectuada a 278 nm. O tempo de retenção dos bacósidos foi de 6,1 min. Seguiu-se a linearidade dos bacósidos no intervalo de concentração de 10 -60 |ig/mL. O método foi sucessivamente aplicado para a determinação de bacósidos em formulações à base de plantas. Não se registou qualquer interferência dos excipientes habitualmente presentes nos bacósidos. A exatidão do método foi estudada através de estudos de recuperação em três níveis diferentes. Verificou-se que a % de recuperação se encontrava dentro dos limites dos critérios de aceitação no intervalo de 0,90 - 1,0. A precisão do método foi estudada como repetibilidade da aplicação da amostra, precisão intra-dia e inter-dia. Os resultados foram examinados como valores de %RSD da concentração dos fármacos determinados. O baixo valor da %RSD (inferior a 2) indica uma elevada precisão do método. O método demonstrou ser adequadamente sensível, como indicado pelos baixos valores de LOD e LOQ. A robustez do método foi estudada efectuando variações deliberadas nas condições cromatográficas e os efeitos nos resultados foram examinados como %RSD, (inferior a 2). Os valores baixos de % RSD indicam a robustez do método. O resultado não mostrou qualquer diferença estatística entre operadores, sugerindo que o método desenvolvido era robusto.

Para a análise por HPLC, foram inicialmente experimentadas várias fases móveis na tentativa de obter a melhor separação e resolução dos bacosídeos, sendo a fase móvel constituída por acetonitrilo: Metanol: 0,1 % OPA (60:35:5, v/v) foi considerada uma fase móvel adequada que permite a separação adequada de todos os componentes utilizando a coluna C18 com um caudal de 1,5 **ml/min**. O comprimento de onda de absorção significativo é de 278 nm, tendo sido selecionado como comprimento de onda de deteção para os bacósidos e a formulação à base de plantas dos bacósidos.

O tempo médio de retenção foi de 6,1 min, a curva de calibração foi linear na gama de concentrações de 10-60 Lig/ml e o coeficiente de correlação foi de 0,9992. O limite de deteção e o limite de quantificação foram de 18,03 |ig e 54,63 |ig, respetivamente. Os valores de precisão intra-dia e inter-dia (%RSD) foram calculados e situam-se nos limites aceitáveis (<2%) para os bacósidos. A exatidão dos bacósidos, que foi avaliada pelos estudos de recuperação percentual a níveis de concentração de 50, 100 e 150%, situou-se nos limites aceitáveis de 98,0% - 102,0% (<2%). Isto indica que não houve interferência dos excipientes presentes na forma de dosagem. A robustez do método proposto foi determinada com a ajuda de dois analistas diferentes e os resultados foram avaliados calculando o valor %RSD e situando-se dentro do intervalo.

8.4 Conclusão

A fase móvel foi desenvolvida para obter picos bem separados da amostra de bacósidos. Os resultados da estimativa de bacósidos na formulação à base de plantas foram exactos, precisos e robustos. O método desenvolvido foi validado através da exatidão, da precisão e da gama de linearidade, de acordo com as diretrizes da CIH. O método desenvolvido foi específico, linear, exato, preciso e robusto para o ensaio de bacósidos na forma de dosagem à base de plantas. Verificou-se que um método RP-UHPLC validado para a determinação de bacósidos em formulações à base de plantas era simples e exato. Além disso, o método desenvolvido era robusto, robusto e sensível. Verificou-se que um método HPTLC validado para a determinação de bacósidos na formulação à base de plantas era simples e exato. Além disso, o método desenvolvido era robusto, robusto e sensível. Todos os métodos desenvolvidos podem ser utilizados para a análise de rotina de bacósidos na forma de dosagem à base de plantas.

REFERÊNCIAS

1.	Abreu, J.C., Mahr, A.G., do Lago, C.L., 2021. Desenvolvimento de método indicativo de estabilidade para quantificação de bromoprida, suas impurezas e produtos de degradação por cromatografia líquida de ultra-alto desempenho aplicando princípios de Analytical Quality by Design. J. Pharm. Biomed. Anal. 205, 114306. https://doi.org/10.1016/j.jpba.2021.114306

2.	Aguiar, S., Borowski, T., 2013. Revisão neurofarmacológica da erva nootrópica Bacopa monnieri. Rejuvenation Res. 16, 313-326. https://doi.org/10.1089/rej.2013.1431

3.	Alkhateeb, F.L., Wilson, I., Maziarz, M., Rainville, P., 2021. Desenvolvimento de método de cromatografia líquida de ultra alto desempenho para separação de formoterol, budesonida e substâncias relacionadas usando uma abordagem de qualidade analítica por design. J. Pharm. Biomed. Anal. 193, 113729. https://doi.org/10.1016/j.jpba.2020.113729

4.	Bankey, S., Tapadiya, G., Lamale, J., Jain, D., Saboo, S., Khadabadi, S.S., 2012. Desenvolvimento do método RP-HPLC e sua validação para determinação quantitativa de rimonabant em plasma humano. J. Anal. Methods Chem. 1. https://doi.org/10.1155/2012/625979

5.	Bhardwaj, P., Jain, C.K., Mathur, A., 2018. Avaliação comparativa de quatro saponinas glicosídicas triterpenóides do bacosídeo A no alívio do estresse oxidativo subcelular das células de neuroblastoma N2a. J. Pharm. Pharmacol. 70, 1531-1540. https://doi.org/10.1111/jphp.12993

6.	Caro, Y.S., Van Strate, P., Sartorio, M.E., Camara, M.S., De Zan, M.M., 2021. Aplicação da abordagem do ciclo de vida para o desenvolvimento e validação de um método cromatográfico para monitorização terapêutica de medicamentos de ceftazidima, meropenem e piperacilina. Microchem. J. 170. https://doi.org/10.1016/j.microc.2021.106692

7.	Deb, D.D., Kapoor, P., Dighe, R.P., Padmaja, R., Anand, M.S., D'Souza, P., Deepak, M., Murali, B., Agarwal, A., 2008. Avaliação da segurança in vitro e efeito anticlastogénico do BacoMind™ em linfócitos humanos. Biomed. Environ. Sci. 21, 7-23. https://doi.org/10.1016/S0895-3988(08)60002-1

8.	Dhalwal, K., Shinde, V.M., Mahadik, K.R., 2010. Otimização e validação do método HPLC e HPTLC de fase inversa para a quantificação simultânea de vasicina e vasicinona em espécies de Sida. J. Med. Plants Res. 4, 1289-1296. https://doi.org/10.5897/JMPR09.470

9.	Ganzera, M., Gampenrieder, J., Pawar, R.S., Khan, I.A., Stuppner, H., 2004. Separação das principais saponinas triterpenóides em Bacopa monnieri por cromatografia líquida de alta eficiência. Anal. Chim. Ata 516, 149-154. https://doi.org/10.1016/j.aca.2004.04.002

10.	Gupta, G.L., Sharma, L., 2019. Bacopa monnieri anula o comportamento semelhante à ansiedade induzida pela abstinência de álcool, regulando a expressão bioquímica e do gene Gabra1, Gabra4, Gabra5 da via de sinalização do receptor GABA A em ratos. Biomed. Pharmacother. 111, 1417-1428. https://doi.org/10.1016/j.biopha.2019.01.048

11.	Hadad, G.M., Emara, S., Mahmoud, W.M.M., 2009. Desenvolvimento e validação de um método RP-HPLC indicador de estabilidade para a determinação de paracetamol com dantroleno ou/e cetirizina e pseudoefedrina em duas formas de dosagem farmacêutica. Talanta 79, 1360-1367. https://doi.org/10.1016/j.talanta.2009.06.003

12.	Harron, D.W.G., 2013. Requisitos técnicos para o registo de produtos farmacêuticos para uso humano: O processo ICH. Textb. Pharm. Med. https://doi.org/10.1002/9781118532331.ch23

13.	Hebbar, S., Dubey, A., Ravi, G.S., Kumar, H., Saha, S., 2019. Desenvolvimento e validação do método RP-hplc do ácido asiático isolado da planta centella asiatica. Int. J. Appl. Pharm. 11, 72-78. https://doi.org/10.22159/ijap.2019v11i3.31525

14.	Hegde, A.R., Padya, B.S., Soman, S., Mutalik, S., 2021. Um método HPLC simples, preciso e sensível para quantificação de letrozol em plasma de rato: desenvolvimento, validação e farmacocinética pré-clínica 4.

15. Jose, S., Sowmya, S., Cinu, T.A., Aleykutty, N.A., Thomas, S., Souto, E.B., 2014. Nanopartículas de PLGA modificadas por superfície para direcionamento cerebral de Bacoside-A. Eur. J. Pharm. Sci. 63, 29-35. https://doi.org/10.1016/j.ejps.2014.06.024

16. Kalachaveedu, M., Papacchan, S., Sanyal, S., Koshy, T., Telapolu, S., 2015. Isolamento e avaliação do efeito citogenético das saponinas Brahmi em linfócitos humanos cultivados expostos in vitro. Nat. Prod. Res. 29, 1118-1121. https://doi.org/10.1080/14786419.2014.979416

17. Kumar, S., Dhanani, T., 2013. Desenvolvimento e validação de uma cromatografia líquida de alta eficiência rápida - método de deteção de arranjo de fotodiodos para estimativa de um composto bioativo wedelolactone em extratos de Eclipta alba. Brazilian J. Pharm. Sci. 49, 57-63. https://doi.org/10.1590/S1984-82502013000100007

18. Largia, M.J.V., Shilpha, J., Pothiraj, G., Ramesh, M., 2015. Análise do conteúdo de DNA nuclear, estabilidade genética, quantidade de Bacoside A e potencial antioxidante de linhas de germoplasma cultivadas in vitro a longo prazo de Bacopa monnieri (L.). Plant Cell. Tissue Organ Cult. 120, 399-406. https://doi.org/10.1007/s11240-014-0602-5

19. Lojewski, M., Krakowska, A., Reczynski, W., Szewczyk, A., Muszynska, B., 2016. Análise de elementos e bacosides em cultura de brotos in vitro de Bacopa monnieri. Ata Physiol. Plant. 38. https://doi.org/10.1007/s11738-016-2182-y

20. Meena, A.K., Rekha, P., Perumal, A., Gokul, M., Swathi, K.N., Ilavarasan, R., 2021. Estimativa de Withaferin-A por HPLC e padronização da formulação de Ashwagandhadi lehyam. Heliyon 7, e06116. https://doi.org/10.1016/j.heliyon.2021.e06116

21. Mishra, A., Mishra, A.K., Jha, S., 2018. Efeito da medicina tradicional brahmi vati e bacoside
Fração rica em A de Bacopa monnieri em convulsões agudas induzidas por pentilenotetrazol, modelo de esquizofrenia induzido por anfetamina e perda de memória induzida por escopolamina em animais de laboratório. Epilepsy Behav. 80, 144-151. https://doi.org/10.10167j.yebeh.2017.12.040

22. Mishra, A., Mishra, A.K., Tiwari, O.P., Jha, S., 2013. Análise de HPLC e padronização de Brahmi vati - Uma formulação poli-herbal ayurvédica. J. Young Pharm. 5, 77-82. https://doi.org/10.1016/j.jyp.2013.09.001

23. Moussa, B.A., Mahrouse, M.A., Fawzy, M.G., 2021. Aplicação do desenho experimental na otimização e robustez do método HPLC para a determinação simultânea de canagliflozina, empagliflozina, linagliptina e metformina em comprimidos. Biomed. Chromatogr. 35, 03. https://doi.org/10.1002/bmc.5155

24. Muthiah, J.V.L., Shunmugiah, K.P., Manikandan, R., 2013. Avaliação da fidelidade genética de tecidos encapsulados in vitro de Bacopa monnieri após 6 meses de armazenamento usando marcadores ISSR e RAPD. Turk. J. Botany 37, 1008-1017. https://doi.org/10.3906/bot-1207-24

25. Pandareesh, M.D., Anand, T., 2014. Atenuação das alterações neuronais e fisiológicas induzidas pelo fumo por extrato rico em bacosídeo em ratos Wistar via regulação negativa de HO-1 e iNOS. Neurotoxicologia 40, 33-42. https://doi.org/10.1016/j.neuro.2013.11.001

26. Parab Gaonkar, V., Hullatti, K., 2021. Avaliação da qualidade e desenvolvimento do método RP-HPLC para estimativa de curcuminóides em Curcuma longa: A Quality by Design approach. J. Liq. Chromatogr. Relat. Technol. 44, 95-102. https://doi.org/10.1080/10826076.2020.1848862

27. Patel, M.G., Patel, V.R., Patel, R.K., 2010. Desenvolvimento e validação de um método RP-HPLC melhorado para identificação e estimativa de ácido elágico e gálico em triphala churna. Int. J. ChemTech Res. 2, 1486-1493.

28. Ramasamy, S., Chin, S.P., Sukumaran, S.D., Buckle, M.J.C., Kiew, L.V., Chung, L.Y.C., 2015. Análise in silico e in vitro de bacoside A aglycones e seus derivados como constituintes responsáveis pelos efeitos cognitivos de Bacopa monnieri. PLoS One 10, 1-19.

https://doi.org/10.1371/journal.pone.0126565

29. Rauf, K., Subhan, F., Abbas, M., Ali, S.M., Ali, G., Ashfaq, M., Abbas, G., 2014. Efeito inibitório dos bacopasídeos na depressão induzida pela retirada espontânea de morfina em ratos. Phyther. Res. 28, 937-939. https://doi.org/10.1002/ptr.5081

30. Rauf, K., Subhan, F., Al-Othman, A.M., Khan, I., Zarrelli, A., Shah, M.R., 2013. Perfil pré-clínico de bacopasídeos de Bacopa monnieri (BM) como uma classe emergente de terapêutica para o tratamento de dores crônicas. Curr. Med. Chem. 20, 1028-1037. https://doi.org/10.2174/09298673113200800006

31. Sajeeb, B.K., Kumar, U., Hossain, M.S., Bachar, S.C., 2016. Padronização de preparações de mercado de adhatoda vasica nees pelo método RP-HPLC. Dhaka Univ. J. Pharm. Sci. 15, 57-62. https://doi.org/10.3329/dujps.v15i1.29193

32. Shailajan, S., Menon, S., Singh, D., Swar, G., 2016. Método analítico validado de RP-HPLC para quantificação de wedelolactona de eclipta alba e formulações ayurvédicas comercializadas. Pharmacogn. J. 8, 132-139. https://doi.Org/10.5530/pj.2016.2.6

33. Srivastava, P., Raut, H.N., Puntambekar, H.M., Desai, A.C., 2012. Estudos de estabilidade do material vegetal bruto de Bacopa monnieri e determinação quantitativa de bacopaside i e bacoside A por HPLC. Phytochem. Anal. 23, 502-507. https://doi.org/10.1002/pca.2347

34. Teng, J., Zhu, C., Lyu, J., Pan, L., Zhang, M., Zhang, F., Wu, H., 2022. Gestão do ciclo de vida analítico (ALM) e Analytical Quality by Design (AQbD) para o desenvolvimento de procedimentos analíticos de substâncias relacionadas em comprimidos de fumarato de tenofovir alafenamida. J. Pharm. Biomed. Anal. 207, 114417. https://doi.org/10.1016/j.jpba.2021.114417

35. Ahmed, A., Ahmad, S., Ur-Rahman, M., Tajuddin, T.E., Verma, R., Afzal, M., Mehra, P.S., 2015. Análise quantitativa de bacoside a de Bacopa monnieri, coletado em diferentes regiões geográficas da Índia, por cromatografia em camada delgada de alto desempenho-densitometria. J. Planar Chromatogr. - Mod. TLC 28, 287-293. https://doi.org/10.1556/1006.2015.28.4.4

36. Bhandari, P., Kumar, N., BikramSingh, Singh, V., Kaur, I., 2009. Coluna monolítica à base de sílica com detetor de dispersão de luz evaporativa para análise por HPLC de bacosídeos e apigenina em Bacopamonnieri*. J. Sep. Sci. 32, 2812-2818.

37. Deb, D.D., Kapoor, P., Dighe, R.P., Padmaja, R., Anand, M.S., D'Souza, P., Deepak, M., Murali, B., Agarwal, A., 2008. Avaliação da segurança in vitro e efeito anticlastogénico do BacoMind™ em linfócitos humanos. Biomed. Environ. Sci. 21, 7-23. https://doi.org/10.1016/S0895-3988(08)60002-1

38. Deepak, M., Sangli, G.K., Arun, P.C., Amit, A., 2005. Determinação quantitativa da principal mistura de saponina bacoside A em Bacopa monnieri por HPLC. Phytochem. Anal. 16, 24-29. https://doi.org/10.1002/pca.805

39. Dowell, A., Davidson, G., Ghosh, D., 2015. Validação do método quantitativo de HPLC para bacosídeos em KeenMind. Evidence-basedComplement . Altern. Med. 2015. https://doi.org/10.1155/2015/696172

40. Kar, A., Pandit, S., Mukherjee, K., Bahadur, S., Mukherjee, P.K., 2017. Avaliação da segurança de plantas medicinais alimentares selecionadas utilizadas na Ayurveda através do estudo de inibição da enzima CYP450. J. Sci. Food Agric. 97, 333-340. https://doi.org/10.1002/jsfa.7739

41. Largia, M.J.V., Pothiraj, G., Shilpha, J., Ramesh, M., 2015. O sinergismo de metil jasmonato e ácido salicílico aumenta o conteúdo de bacosídeo A em culturas de brotos de Bacopa monnieri (L.). Célula vegetal. Tissue Organ Cult. 122, 9-20. https://doi.org/10.1007/s11240-015-0745-z

42. Lojewski, M., Krakowska, A., Reczynski, W., Szewczyk, A., Muszynska, B., 2016. Análise de elementos e bacosides em cultura de brotos in vitro de Bacopa monnieri. Ata Physiol. Plant. 38. https://doi.org/10.1007/s11738-016-2182-y

43. Mishra, A., Mishra, A.K., Tiwari, O.P., Jha, S., 2013. Análise de HPLC e padronização de Brahmi vati - Uma formulação poli-herbal ayurvédica. J. Young Pharm. 5, 77-82. https://doi.org/10.1016/j.jyp.2013.09.001

44. Muthiah, J.V.L., Shunmugiah, K.P., Manikandan, R., 2013. Avaliação da fidelidade genética de tecidos encapsulados in vitro de Bacopa monnieri após 6 meses de armazenamento usando marcadores ISSR e RAPD. Turk. J. Botany 37, 1008-1017. https://doi.org/10.3906/bot-1207-24

45. Naik, P.M., Manohar, S.H., Praveen, N., Murthy, H.N., 2010. Efeitos dos níveis de sacarose e pH na regeneração de rebentos in vitro a partir de explantes foliares de Bacopa monnieri e acumulação de bacosídeo A em rebentos regenerados. Plant Cell. Tissue Organ Cult. 100, 235-239. https://doi.org/10.1007/s11240-009-9639-2

46. Naik, P.M., Manohar, S.H., Praveen, N., Upadhya, V., Murthy, H.N., 2012. Avaliação do conteúdo de bacoside a em diferentes acessos e vários órgãos de bacopa monnieri (L.) wettst. J. Herbs, Spices Med. Plants 18, 387-395. https://doi.org/10.1080/10496475.2012.725456

47. Pandareesh, M.D., Anand, T., 2014. Atenuação das alterações neuronais e fisiológicas induzidas pelo fumo por extrato rico em bacosídeo em ratos Wistar via regulação negativa de HO-1 e iNOS. Neurotoxicologia 40, 33-42. https://doi.org/10.1016/j.neuro.2013.11.001

48. Phrompittayarat, W., Wittaya-areekul, S., Jetiyanon, K., Putalun, W., Tanaka, H., Ingkaninan, K., 2008. Estudos de estabilidade de saponinas em extractos etanólicos secos de Bacopa monnieri. Planta Med. 74, 1756-1763. https://doi.org/10.1055/s-0028-1088311

49. Praveen, N., Naik, P.M., Manohar, S.H., Nayeem, A., Murthy, H.N., 2009. Regeneração in vitro de rebentos de brahmi utilizando culturas semi-sólidas e líquidas e análise quantitativa de bacoside A. Ata Physiol. Plant. 31, 723-728. https://doi.org/10.1007/s11738-009-0284-5

50. Sekhar, V.C., Viswanathan, G., Baby, S., 2018. Insights sobre os aspectos moleculares do bacosídeo neuroprotetor A e bacopasídeo I. Curr. Neuropharmacol. 17, 438-446. https://doi.org/10.2174/1570159x16666180419123022

51. Sharma, N., Satsangi, R., Pandey, R., Singh, R., Kaushik, N., Tyagi, R.K., 2012. Conservação in vitro de Bacopa monnieri (L.) utilizando óleo mineral. Célula vegetal. Tissue Organ Cult. 111, 291-301. https://doi.org/10.1007/s11240-012-0194-x

52. Sivaramakrishna, C., Rao, C. V., Trimurtulu, G., Vanisree, M., Subbaraju, G. V., 2005. Triterpenoid glycosides from Bacopa monnieri. Phytochemistry 66, 2719-2728. https://doi.org/10.1016/j.phytochem.2005.09.016

53. Tothiam, C., Phrompittayarat, W., Putalun, W., Tanaka, H., Sakamoto, S., Khan, I.A., Ingkaninan, K., 2010. Um ensaio de imunoabsorção enzimática usando anticorpo monoclonal contra bacosídeo A3 para determinação de glicosídeos de jujubogenina em Bacopa monnieri (L.) Wettst. Phytochem. Anal. 22, 385-391.

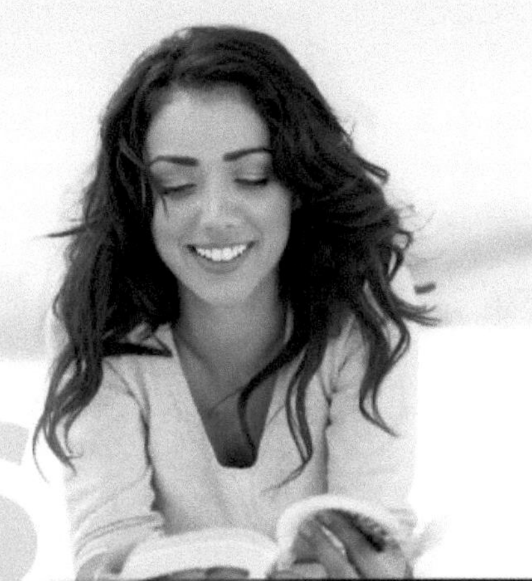

yes
I want morebooks!

Buy your books fast and straightforward online - at one of world's fastest growing online book stores! Environmentally sound due to Print-on-Demand technologies.

Buy your books online at
www.morebooks.shop

Compre os seus livros mais rápido e diretamente na internet, em uma das livrarias on-line com o maior crescimento no mundo! Produção que protege o meio ambiente através das tecnologias de impressão sob demanda.

Compre os seus livros on-line em
www.morebooks.shop

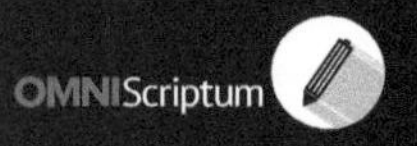

Printed by Books on Demand GmbH, Norderstedt / Germany